AF610012

ÉTUDE

SUR LES DÉTERMINATIONS GASTRIQUES

DE LA

FIÈVRE TYPHOÏDE

PAR LE DOCTEUR

ANATOLE CHAUFFARD

Interne lauréat (médaille d'or) des hôpitaux,
Membre de la Société clinique, Membre de la Société anatomique.

AVEC DEUX PLANCHES

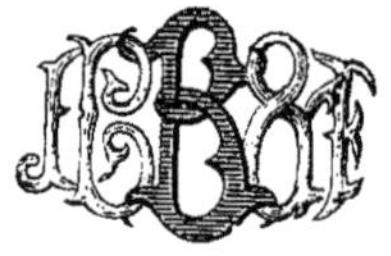

PARIS

LIBRAIRIE J.-B. BAILLIÈRE ET FILS

Rue Hautefeuille 19, près du boulevard Saint-Germain.

1882

ÉTUDE

SUR LES DÉTERMINATIONS GASTRIQUES

DE LA

FIÈVRE TYPHOÏDE

PARIS. — IMPRIMERIE ÉMILE MARTINET, RUE MIGNON, 2

ÉTUDE

SUR LES DÉTERMINATIONS GASTRIQUES

DE LA

FIÈVRE TYPHOÏDE

PAR LE DOCTEUR

ANATOLE CHAUFFARD

Interne lauréat (médaille d'or) des hôpitaux,
Membre de la Société clinique, Membre de la Société anatomique.

AVEC DEUX PLANCHES

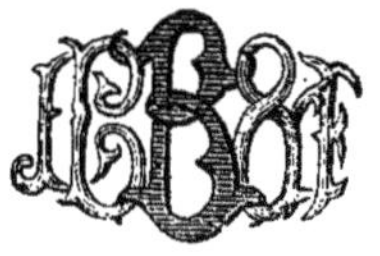

PARIS

LIBRAIRIE J.-B. BAILLIÈRE ET FILS

Rue Hautefeuille 19, près du boulevard Saint-Germain.

1882

ÉTUDE

SUR LES DÉTERMINATIONS GASTRIQUES

DE LA

FIÈVRE TYPHOÏDE

Définition et division du sujet.

Peu de maladies sont aussi complexes que la fièvre typhoïde, aussi difficiles à étudier dans leurs symptômes et dans leurs lésions. Aussi peut-on dire que ce n'est que depuis bien peu d'années que nous en avons une notion claire et complète. Peu à peu, et par étapes successives, nos connaissances à ce sujet sont devenues plus précises et plus étendues. Tout d'abord le groupe confus et mal limité des fièvres continues, tel que le comprenaient les pyrétologistes du dix-huitième siècle, a fait place à une espèce morbide bien définie, caractérisée et par ses symptômes, et par sa marche, et par sa lésion spécifique, le gonflement et l'ulcération des plaques de Peyer. C'est là le progrès décisif, dû, au commencement du siècle, aux immortelles recherches de Petit, de Bretonneau, de Louis, etc.

Mais la notion que l'on avait alors de la fièvre typhoïde était par trop étroite : les uns, comme Broussais, n'y voyaient qu'une gastro-entérite aiguë, les autres en faisaient un exanthème intestinal, et donnaient aux lésions pustuleuses et ulcératives de l'iléon une importance capitale et presque exclusive.

Dans une période toute moderne seulement, une conception plus large et plus vraie a détrôné ces théories étroitement organiciennes. Nous savons aujourd'hui que la fièvre typhoïde est le type des maladies générales, *totius substantiæ,* que sa lésion primordiale et pathogénique porte sur le liquide sanguin, que les autres altérations ne sont que secondaires et peuvent atteindre non seulement un système, tel que le système lymphatique par exemple, mais presque la totalité des organes et des tissus de l'économie. Tout est malade chez le typhique, mais à des degrés variables comme constance et comme intensité des lésions.

Si l'on voulait essayer de classer les symptômes morbides que l'on observe dans la fièvre typhoïde, on pourrait les diviser en deux groupes. D'une part, des symptômes généraux, dus à l'adultération du sang, au processus fébrile, aux roubles plus ou moins profonds des combustions et des échanges organiques. D'autre part, des phénomènes locaux, dus aux lésions secondaires des différents viscères, et les uns presque constants, tels que ceux qui relèvent des lésions intestinales; les autres variables, soit dans leur intensité, soit même dans leur existence : tels les phénomènes morbides d'origine rénale, pulmonaire, cardiaque, etc.

Eh bien! dans ces associations locales de symptômes et de lésions survenant au cours de la fièvre typhoïde, l'estomac entre-t-il en jeu? cet organe, si important à tant d'égards, jouit-il ici d'une immunité bien exceptionnelle, ou, au contraire, présente-t-il un ensemble de lésions que l'on puisse rapporter à la dothiénentérie, et de symptômes relevant de ces lésions elles-mêmes? Telle est la question que nous voudrions nous efforcer de résoudre. Nous devrons donc successivement examiner quelles sont les altératious de l'estomac chez les typhiques, en chercher l'origine, l'évolution et la nature. Cette étude anatomo-pathologique devra ensuite trouver son application et sa raison d'être dans l'analyse clinique, et nous verrons comment, pendant la vie, se révèlent ces déterminations gastriques de la dothiénentérie, et quelles peuvent en être la fréquence, la gravité et la marche.

Si riche que soit la littérature médicale en tout ce qui touche à la fièvre typhoïde, elle est cependant d'une véritable pauvreté pour le sujet dont nous entreprenons l'étude. Pas de monographies, peu de documents complets et précis, à peine quelques recherches anatomo-pathologiques éparses dans les différents auteurs; si bien qu'on ne saurait faire l'historique d'une question qui, jusqu'à présent, a été si peu envisagée dans son ensemble. Nous citerons donc au fur et à mesure les résultats de nos recherches bibliographiques, mais elles sont restées si peu fructueuses, que nous espérons que l'on nous excusera si notre étude demeure imparfaite; nous aurons au moins essayé de compléter un des chapitres de l'histoire déjà si longue de la fièvre typhoïde, de réunir et d'expliquer tout un ensemble de faits qui jusqu'à présent étaient restés presque dans l'ombre.

Qu'il nous soit permis enfin, au début de ce travail, d'adresser la vive expression de notre gratitude à nos maîtres aimés et respectés qui, dans l'enseignement de chaque jour, à l'hôpital comme dans les laboratoires, nous ont toujours montré leur bienveillance et leur sympathie dévouée. S'ils ont bien voulu reporter sur le fils une part de l'estime et de l'affection qu'ils avaient pour un père regretté, nous les prions d'en accepter le témoignage de notre profonde reconnaissance.

CHAPITRE PREMIER

1° Anatomie pathologique

L'histoire des lésions de l'estomac dans la fièvre typhoïde a passé par plusieurs phases successives. — Jusqu'au commencement de ce siècle, on ne trouve que peu ou point de documents sérieux et incontestables; les caractères de spécificité anatomique de la maladie étaient encore inconnus, et les genres innombrables de fièvres, que les auteurs décrivaient avec tant de complaisance, n'avaient pour fondement que l'étude des symptômes et non des lésions.

Avec les travaux de Prost, de Petit et Serres, de Bretonneau, commence une nouvelle période; on apprend à reconnaître sûrement les altérations propres de la dothiénentérie, à en faire le diagnostic à l'amphithéâtre, aussi bien qu'au lit du malade. C'est alors que Louis, dans sa magnifique monographie, qu'Andral, Cruveilhier, Chomel et tant d'autres, recueillent ces observations si précises, si minutieuses, où toutes les lésions sont enregistrées, comparées et classées. L'histoire anatomique de la fièvre continue est dès lors presque complète, telle du moins qu'on pouvait la faire sur la table d'autopsie, et les lésions de l'estomac sont décrites avec le même soin, la même conscience, que celles des autres organes.

Mais bientôt on s'aperçut qu'on avait négligé une cause d'erreur bien importante : on vit, qu'après la mort, le suc gastrique attaquait par son action chimique les parois stomacales, pouvait en faire une véritable digestion et donner lieu ainsi à toute une série d'altérations cadavériques, essentiellement artificielles et trompeuses. Ce fut là le résultat des longues recherches cadavériques de Rokitansky, de Cruveilhier, de Louis, de Carswell, etc. Dès lors, les lésions de l'estomac tombèrent dans un véritable discrédit, furent négligées, ou citées avec une défiance profonde; à peine les trouve-t-on signalées dans la plupart des observations récentes.

On peut, cependant, et l'on doit les étudier, non plus seulement d'après les apparences macroscopiques, mais surtout par une analyse histologique méthodique. Bien souvent nous le verrons, là où l'examen à l'œil nu reste muet, le microscope donne des résultats positifs et incontestables, à condition toutefois qu'on puisse obtenir les tuniques de l'estomac dans un état de conservation suffisante. La chose est aujourd'hui possible, grâce au procédé ingénieux de M. Damaschino (1). Nous y avons eu recours toutes les fois que les circonstances l'ont permis, et nous avons pratiqué, dans le plus bref délai après la mort, des injections intra-stomacales, soit d'alcool à 36°, soit plutôt de bichromate d'ammoniaque à 2 pour 100; nous avons obtenu ainsi des pièces en état de conservation parfaite, où la muqueuse était fixée dans toute son intégrité, parfois même avec son épithélium de revêtement.

Mais, avant d'en arriver à cette partie de notre étude, voyons d'abord rapidement quelles sont les lésions que l'exa-

(1) *Gazette de Paris*, 1880, n°s 3 et 8.

men à l'œil nu permet de constater ; nous ne ferons guère du reste que les signaler, elles sont décrites partout, et, sauf exception, médiocrement instructives.

I

La muqueuse de l'estomac peut être épaissie, mamelonnée, surtout dans sa région pylorique. Sur sa coloration normale d'un gris rosé se détachent vivement des plaques congestives, formées par la confluence d'une multitude de petits points d'un rouge vif. Tantôt ce pointillé d'hyperhémie capillaire est partout semé et diffus, tantôt il forme des îlots arrondis, de la largeur d'une pièce de 1 à 2 francs environ, ou des traînées allongées, irrégulières, anastomosées entre elles, et situées dans les intervalles des plis saillants de la muqueuse. On trouve parfois de larges taches d'un rouge foncé, de véritables ecchymoses, dues à de petites hémorrhagies interstitielles, nouvelle preuve de la vérité de cette proposition de Cruveilhier (1) : « L'hémorraghie capillaire et l'inflammation proprement dite se tiennent par une foule de points, se combinent souvent, mais ne se confondent jamais complètement. »

Ainsi épaississement, augmentation de la friabilité normale, aspect mamelonné, hyperhémie généralisée ou partielle et plus ou moins intense, telles sont les lésions les plus fréquentes de la muqueuse.

Quant aux ulcérations typhiques de l'estomac, elles sont mentionnées partout sur la foi de quelques rares observations, mais elles doivent rester, comme nous allons le voir, au rang de lésions très exceptionnelles.

(1) *Atlas d'anat. pathol.*, 38me livraison, p. 4.

C'est qu'en effet, dans bien des cas, ce n'est pas des ulcérations que l'on a dècrites, mais bien cette lésion beaucoup plus fréquente et plus banale, l'érosion stomacale, telle qu'elle est décrite par Cruveilhier (1), et, plus récemment par Balzer (2). Ainsi dans les observations partout citées de Louis, de Jenner, de Rilliet et Barthez, on trouve signalées de petites ulcérations superficielles, multiples, presque toujours punctiformes ou linéaires, ayant souvent « la forme d'une incision faite avec une lancette, et dont les bords seraient maintenus un peu écartés » (Louis). Rien dans tout cela, on le voit, qui mérite vraiment le nom d'ulcération typhique de l'estomac. Ce sont là des lésions assez banales, accidentelles, et telles qu'on en rencontre dans bien des autopsies de tout genre.

On ne peut accorder plus de valeur aux faits rapportés par Hamernjk (3), dans son travail sur les typhus anormaux. Cet auteur déclare bien avoir vu dans plusieurs cas des exsudations fibrineuses à la surface de la muqueuse stomacale, parfois même des ulcérations superficielles dans la région pylorique et le duodénum, mais ses observations sont si vagues, ou même si peu convaincantes, qu'on n'en peut vraiment rien conclure. Quant aux cas cités par Dittrich (4), nous n'avons pu les contrôler par nous-mêmes.

(1) *Atlas d'anat. pathol.*, 30me livraison, p. 4.
(2) *Revue mensuelle*, 1877, p. 514.
(3) *Path. anat. Darstellung des Typhusprocesses*. Erlangen, 1851.
(4) *Prag. Vierteljahrsch* , 1846, X, p. 15 et 17.

II

En éliminant ainsi d'une part les faits douteux, d'autre part ceux où la perte de substance est trop peu étendue pour mériter le nom d'ulcération, on voit se restreindre beaucoup le nombre des cas authentiques et probants. Ils existent cependant, et nous devons en tenir compte; nous-même, du reste, avons pu en recueillir trois exemples. Voyons donc comment les choses se présentent en pareil cas.

Dans le fait rapporté par M. Millard (1), on trouve, sur la muqueuse de la paroi antérieure de l'estomac, à 4 ou 5 centimètres du pylore, à 1 centimètre au-dessous de la petite courbure, une ulcération allongée transversalement, haute de 1 centimètre 1/2, tandis que son grand axe parallèle à la petite courbure mesure 4 centimètres. Les bords formant bourrelet sont irréguliers, taillés à pic, comme à l'emporte-pièce. Cette perte de substance est très profonde et intéresse toutes les tuniques de l'organe sauf la séreuse, qui, tout à fait transparente en certains points, est ailleurs tapissée d'un détritus gris rougeâtre. Sur la face postérieure, existent deux autres ulcérations lenticulaires et peu profondes.

Dans l'observation de M. Josias (2), la muqueuse stomacale était très amincie, et présentait sur un grand nombre de points des ulcérations inégales, irrégulières, d'un gris noirâtre, les unes circulaires, les autres ovalaires et plus ou moins étendues. Ces ulcérations siégeaient principalement au niveau de la petite courbure et de la région pylorique :

(1) *Société médic. des hôpit.*, décembre 1876.

(2) Thèse de Paris, 1881, p. 34.

leur fond était tomenteux et déchiqueté. En outre, toute la muqueuse gastrique était très congestionnée et parsemée d'arborisations et de suffusions sanguines.

Tout récemment, M. Collingwood (1) a trouvé chez un malade qui pendant la vie avait eu des déterminations gastriques très prononcées, trois petites ulcérations, situées dans la partie de la grande courbure voisine du cardia, ayant environ des dimensions d'une pièce de 50 centimes, à bords taillés à pic, mais ne présentant pas d'épaisseur notable.

Dans notre premier cas (obs. I), chez une femme qui succomba en dix jours à une forme ataxo-adynamique des plus graves, nous avons observé, à 1 centimètre environ du pylore, deux ulcérations lenticulaires, très rapprochées l'une de l'autre : leurs bords étaient taillés en biseau ; leur fond, déprimé, rouge vif, se détachait nettement sur la pâleur de la muqueuse avoisinante. Elles ressemblaient assez, quoique notablement plus profondes, aux ulcérations des vésicules solitaires de l'herpès génital. N'était-ce pas là une lésion assez analogue à ce que les anciens désignaient sous le nom de *ventriculus pustulosus*, aux aphthes de l'estomac de John North (2)?

Dans un autre cas (obs. II), la muqueuse gastrique était, dans la région pylorique, épaissie, mamelonnée et d'un gris rosé. Au niveau du tiers moyen de la face antérieure, se détachaient quatre petites ulcérations juxtaposées, circulaires, atteignant la dimension d'une lentille environ, à bords taillés en biseau, à fond rosé.

(1) *Revue méd. de la Suisse romande*, n° 6, 1881, p. 366.
(2) Cité dans *Arch. gén. de méd.*, 1842, p. 377.

Enfin, dans notre troisième cas (obs. III), on trouve la muqueuse de la région pylorique semée de bouquets vasculaires d'un rouge vif. Au niveau de la partie moyenne de la face antérieure existaient deux petites ulcérations, grosses comme des grains de chènevis environ, paraissant intéresser toute l'épaisseur de la muqueuse, à bords rouge vif et légèrement surélevés. Au niveau de la grosse tubérosité, occupant la couche profonde de la muqueuse, des plaques hémorrhagiques formaient des taches noires, entourées d'une zone congestive très prononcée.

Ainsi, des ulcérations profondes et étendues de l'estomac peuvent exister dans la fièvre typhoïde, bien qu'à titre d'exception. Quant à leur signification et à leur cause, nous verrons plus tard ce qu'il faut en penser.

III

Avant de terminer ce qui a trait à l'anatomie pathologique macroscopique, nous devons signaler l'état des ganglions lymphatiques de la petite courbure. Dans bien des autopsies, nous les avons trouvés tuméfiés, ayant environ le volume d'une noisette ou d'un gros haricot, ramollis et d'un rouge violacé à la coupe, surtout dans leur substance corticale. Ils rappelaient, en un mot, tout à fait, mais en petit, l'état des ganglions mésentériques et présentaient tous les caractères d'une inflammation aiguë. Des faits de ce genre ont été observés par Louis, et dans cinq cas où cet auteur a spécialement noté l'état des ganglions lymphatiques de l'estomac, quatre fois il les a trouvés altérés.

C'est là, croyons-nous, un fait d'une grande valeur, une

preuve indirecte de l'altération de la muqueuse gastrique. Ici, comme pour les autres viscères, nous observons une véritable adénopathie similaire, suivant l'expression de M. le professeur Parrot (1), et de l'inflammation des ganglions, nous pourrions presque déjà conclure à l'inflammation du réseau lymphatique afférent.

2° Histologie pathologique.

Nous nous trouvons, pour ce chapitre de notre étude, en présence de documents bien peu nombreux. C'est qu'en effet les auteurs sont à peu près muets sur la question des lésions histologiques de l'estomac dans la dothiénentérie; à peine, çà et là, quelques indications vagues données en passant, et sans description d'ensemble. Willson Fox (2), par exemple, déclare avoir observé l'inflammation de l'estomac dans le cours de la fièvre typhoïde; il indique la dégénérescence granulo-graisseuse des épithéliums glandulaires, l'infiltration embryonnaire des couches profondes de la muqueuse, les ulcérations folliculaires, mais tout cela en quelques mots, sans preuve ni description précise.

En réalité, nous ne connaissons d'examen histologique précis et détaillé, que celui qui a été donné par M. Cornil (3), à la suite d'une observation très intéressante que nous reproduisons dans nos pièces justificatives; là nous trouvons

(1) *In* thèse de Hervoüet. Paris, 1877.

(2) Dans *System of medicine*, Londres, 1870, t. II, p. 845.

(3) *Soc. médic. des hôpit.*, juin 1880.

nettement indiquées toutes les lésions d'une gastrite superficielle aiguë, caractérisée par une infiltration du tissu conjonctif de la couche glandulaire de l'estomac, à sa surface et surtout dans sa partie profonde, par de petites cellules lymphatiques, nombreuses surtout autour des vaisseaux, sans qu'il y eût cependant ni ulcération superficielle, ni atrophie des glandes, ni dégénérescence graisseuse de leur épithélium.

Mais l'étude histologique de M. Cornil ne porte que sur un seul cas, et il y avait lieu de voir si les lésions qu'il avait observées sont fréquentes, si elles se présentent toujours sous le même aspect, si elles peuvent envahir les vaisseaux et les glandes aussi bien que le stroma conjonctif de la muqueuse. C'est ce que nous avons essayé de déterminer, et, pour cela, nous avons examiné avec soin plus de trente estomacs de typhiques, en variant les méthodes et en multipliant les préparations ; nous croyons être arrivé à des résultats exacts, qu'il nous reste maintenant à faire connaître.

Examinons donc successivement les lésions du stroma conjonctif de la muqueuse stomacale, de la tunique sous-muqueuse, des vaisseaux sanguins et lymphatiques, enfin de l'appareil glandulaire.

I

On sait quelle est, à l'état normal, la disposition du tissu conjonctif de la muqueuse gastrique. Les glandes, grêles et allongées, distendues par les cellules volumineuses qu'elles contiennent, sont accolées les unes aux autres, et presque au contact. A peine, dans l'intervalle de leurs canaux excréteurs, voit-on quelques rares cellules lymphatiques et de minces fibrilles conjonctives.

Dans la profondeur de la muqueuse, au contraire, entre les culs-de-sac glandulaires et la couche musculaire de la muqueuse, on trouve de place en place de petits îlots de cellules embryonnaires, ayant, sur des coupes verticales, l'aspect de triangles curvilignes dont la base serait adossée à la couche des fibres lisses sous-jacentes, dont le sommet s'engagerait comme un coin entre les culs-de-sac des glandes situées immédiatement au-dessus. Pour nous, il n'est pas douteux que ces petits îlots cellulaires existent constamment, et sur les estomacs les plus sains; chez certains animaux, tels que le cochon, on les voit encore plus nettement que chez l'homme. On leur a donné le nom de follicules clos, de glandes lenticulaires, de points lymphatiques; c'est qu'ils semblent appartenir, en effet, à l'appareil lymphatique de la muqueuse : par le pinceau on chasse leurs éléments cellulaires pour ne conserver que leur stroma réticulé, et souvent on peut observer directement leurs connexions avec les radicules lymphatiques voisines, ou avec des troncs plus volumineux qui perforent la tunique musculeuse de la muqueuse, pour venir se mettre avec eux en communication intime. Tous les auteurs, cependant, n'admettent pas leur existence ; Klein (1) les nie absolument et Frey les regarde comme exceptionnels. Mais Gruby, Frerichs, Kölliker, ont observé ces follicules clos; tout récemment M. Cadiat (2), puis M. Garel (3) ont pu en constater la présence dans des esto-

(1) *Manual of human and comparative histology*, edited by Striker. London, 1870

(2) *Traité d anatomie générale*, t. II, p. 319.

(3) Thèse de Lyon, 1879, p. 75.

macs de suppliciés, absolument normaux et recueillis immédiatement après la mort.

Ces points lymphatiques de la muqueuse stomacale représentent en petit, au point de vue morphologique et fonctionnel, l'analogue des follicules clos et des plaques de Peyer de la muqueuse de l'intestin grêle. Il était dès lors intéressant de chercher s'ils présentent les mêmes affinités pathologiques, de voir si eux aussi sont altérés dans la dothiénentérie.

C'est ce que l'on constate très nettement dans bon nombre de cas.

Quand les lésions inflammatoires de l'estomac sont encore au début et réduites à leur minimum, on constate que les points lymphatiques de la muqueuse, tout en conservant leur forme et leurs rapports normaux, sont plus que doublés de volume. Les cellules rondes qui les constituent se sont multipliées, soit par prolifération, soit plutôt par diapédèse; elles forment, par leur réunion, des nodules que le picrocarmin colore en rouge vif et où les cellules, serrées les unes contre les autres, ne paraissent séparées par aucun réticulum lymphatique; tout au plus quelques fibres conjonctives forment-elles à la périphérie un réseau incomplet et peu serré. Les vaisseaux sanguins, qui se ramifient tout autour du follicule, sont gorgés de sang et pénètrent quelquefois jusque dans ses couches les plus centrales. En somme, dans ce premier degré de la lésion, le follicule clos conserve sa forme, sa structure, la netteté de ses contours; seule, son augmentation considérable de volume montre qu'il est enflammé, ou tout au moins le siège d'une forte congestion.

Mais bientôt, pour peu que la lésion devienne plus intense,

elle cesse de rester cantonnée dans les limites du follicule clos, et s'étend soit en hauteur, soit en largeur, d'où deux dispositions très différentes.

Dans le premier cas on voit s'élever, des limites supérieures du follicule, des travées embryonnaires qui montent verticalement entre les conduits glandulaires, les séparent et tranchent par leur coloration rouge vif avec la teinte jaune et l'aspect granuleux des cellules à pepsine. Ces travées inflammatoires vont en général en s'effilant, assez larges à leur base, et d'autant plus minces qu'on se rapproche de la surface de la muqueuse.

Mais il n'en est pas toujours ainsi : il semble quelquefois que l'infiltration de cellules rondes se produise avec une égale intensité dans les couches les plus superficielles ; elle sépare les orifices glandulaires, forme entre eux des sortes de papilles, de renflements en massue, parfois même de petits abcès miliaires, régulièrement sphériques, et qui viennent s'ouvrir dans la cavité stomacale. Nous reproduisons un fait de ce genre dans une de nos figures.

Dans ce cas, nous avons pu voir, sur une série de coupes successives, l'abcès se former d'abord dans la couche profonde de la muqueuse, puis se diriger obliquement vers la surface pour s'y ouvrir par un orifice de petite dimension.

Si la prolifération cellulaire, au lieu de se développer en hauteur, tend à s'étendre en largeur et dans le sens transversal, on voit dans les couches profondes de la muqueuse une infiltration plus ou moins diffuse de cellules rondes, qui refoulent et séparent les culs-de-sac glandulaires, s'étendent entre eux et la couche musculeuse sous-jacente, dont parfois même elles pénètrent et dissocient les fibres. Il se produit ainsi une véritable nappe inflammatoire qui augmente d'autant l'épaisseur de la muqueuse.

On peut dire, du reste, d'une façon générale que la couche profonde de la membrane interne de l'estomac est la partie la plus impressionnable de l'organe, la plus prompte à réagir sous l'action des irritations causées, soit par le contact direct des matières ingérées, soit par une adultération du liquide sanguin. Qu'on examine un estomac atteint de gastrite alcoolique, qu'on fasse des coupes sur les bords d'un ulcère simple, c'est toujours à ce même niveau, entre la couche des fibres lisses de la muqueuse et les culs-de-sac glandulaires, que l'on trouvera le maximum des lésions inflammatoires; ce qui se comprend aisément, puisque là aussi sont situés les troncs lymphatiques et sanguins qui assurent la nutrition de la muqueuse stomacale.

Ces différents ordres de vaisseaux, pour en revenir à notre sujet, se montrent souvent altérés. Les radicules lymphatiques sous-glandulaires sont dilatées, forment de larges fentes à contours irrégulièrement étoilés, et leur cavité renferme une grande quantité de leucocytes, semblables de tous points aux cellules rondes qui infiltrent les tissus voisins. Les veines sont turgescentes, gorgées de globules sanguins; elles montent verticalement jusqu'aux couches les plus superficielles et s'y terminent sur les coupes par de gros renflements ou par un réseau anastomotique à larges mailles. La stase sanguine va parfois jusqu'à produire des ruptures vasculaires, de petites hémorrhagies interstitielles et punctiformes. L'ensemble de ces lésions correspond à ces plaques piquetées dont la coloration varie du rouge vif au rouge noir, et que nous avons rencontrées dans un grand nombre d'autopsies.

Quant aux artères, elles sont peu nombreuses dans la tunique muqueuse, puisque c'est surtout dans la couche sous-jacente qu'on les rencontre. Elles sont toujours de petit calibre, leur lumière est quelquefois presque obturée par les cellules endothéliales volumineuses qui se sont détachées de la paroi, et leur tunique adventice est infiltrée de cellules rondes qui forment comme une couronne autour du vaisseau.

Telles sont les lésions interstitielles et vasculaires que peut présenter la muqueuse stomacale, à des degrés très variables d'intensité. Mais en tout cas ces lésions nous paraissent avoir deux caractères principaux : elles ne sont pas diffuses et généralisées, mais se développent au contraire par îlots séparés ; si bien que, sur le même estomac, telle coupe paraîtra à peu près normale, tandis qu'une autre, prise en un autre point, montrera des altérations profondes. En second lieu, la répartition, la marche du processus inflammatoire semblent subordonnées à la distribution anatomique des vaisseaux, et particulièrement des lymphatiques. On sait, depuis le beau travail de Loven (1), que la muqueuse de l'estomac est très riche en vaisseaux absorbants ; du réseau sous-épithélial descendent des canaux verticaux, ou sinus interglandulaires, qui se jettent dans un réseau profond encore plus développé et situé au-dessous et autour des extrémités inférieures des glandes. Enfin, tout cet appareil lymphatique est en continuité avec un riche système de cavités ou espaces lymphatiques disséminés dans toute l'épaisseur du tissu glandulaire. — Eh bien ! la distribution des lésions inflammatoires semble calquée sur le même plan, et porte,

(1) *Nord medicin Arkiv*, t. V, n° 26, 1873.

nous l'avons vu, tantôt sur le réseau profond, tantôt sur le réseau superficiel ou sur les sinus verticaux d'anastomose, tantôt enfin sur ces différentes parties à la fois.

Cette affinité pour le tissu lymphatique n'est-elle pas, du reste, une des caractéristiques anatomiques de la fièvre typhoïde, dans l'intestin grêle comme dans le larynx, la rate, etc.

II

La *tunique sous-muqueuse* peut, dans les cas peu prononcés, ne subir aucune altération ; mais souvent il en va tout autrement. Les fibres conjonctives sont semées d'une quantité de cellules arrondies, beaucoup plus volumineuses que les cellules embryonnaires proprement dites, pourvues d'un noyau très visible, et prenant par l'action du picro-carmin une teinte rouge brun. Ces éléments sont surtout abondants autour des vaisseaux artériels et veineux; ils semblent en provenir par diapédèse, puis s'élèvent, par leurs mouvements amyboïdes, jusque dans l'épaisseur de la muqueuse; ils contribuent, par leur segmentation, à produire les petites cellules rondes que nous avons décrites.

Les gros troncs vasculaires, si nombreux dans la tunique sous-muqueuse, montrent souvent des lésions analogues à celles que nous avons signalées dans les vaisseaux de la membrane interne de l'estomac, mais elles sont ici plus prononcées. Pour les veines, infiltration leucocytique dans toute l'épaisseur des parois, et stase sanguine pouvant aller jusqu'à la thrombose. Pour les artères, prolifération et desquamation des cellules endothéliales de la tunique interne :

ces cellules se voient en grand nombre sur une coupe perpendiculaire à l'axe du vaisseau ; elles sont allongées, presque fusiformes de profil, ovalaires quand on les voit de face, assez nombreuses parfois pour presque obstruer la cavité vasculaire, surtout sur les petites artères. Rarement cette endartérite aiguë va au delà ; dans un cas cependant, nous avons vu, en dedans de la lame élastique interne, l'endartère proliférer, et donner naissance à des bourgeons saillants et irréguliers, formés par des lits superposés de cellules en fuseau emboîtées les unes dans les autres.

Cette endartérite aiguë n'est pas un fait exceptionnel dans l'histoire anatomique de la fièvre continue. M. le professeur Hayem (1), plus récemment M. H. Martin (2), en avaient déjà signalé la fréquence dans les artères cardiaques, et l'on sait quelle tendance ont les maladies infectieuses, telles que la diphthérie, la tuberculose, etc., à provoquer l'inflammation proliférante de l'endartère.

III

Les glandes de la muqueuse gastrique doivent maintenant nous occuper. A priori, on peut prévoir qu'elles doivent présenter des lésions multiples, car peu d'organes glandulaires de l'économie échappent à l'action nocive de la dothiénentérie : le foie, les reins, les glandes salivaires, subissent des dégénérescences variées ou de véritables lésions

(1) *Leçons cliniques sur les manifestations cardiaques de la fièvre typhoïde*, 1875, p. 18.

(2) *Revue de médecine*, 1881, n° 5, p. 8.

inflammatoires. Il en est de même pour les glandes de l'estomac.

Une portion de ces glandes, cependant, nous a toujours paru rester indemne et exempte de toute altération : c'est la partie excrétoire, celle qui correspond au tiers supérieur de la glande environ. L'épithélium qui la tapisse est un épithélium indifférent, caliciforme comme celui qui recouvre la muqueuse, et aussi peu impressionnable au point de vue pathologique que peu différencié au point de vue morphologique et fonctionnel. Dans la profondeur de la glande, au contraire, dans sa partie active et sécrétante, l'épithélium subit d'importantes modifications : au lieu de trouver de grosses cellules pepsinifères, troubles, granuleuses, colorées en jaune par le picrocarmin, à noyaux volumineux et à contours polyédriques par pression réciproque, on voit, suivant les cas, soit un revêtement de petites cellules cubiques, beaucoup plus claires et moins granuleuses, colorées en rouge vif par le carmin, soit, au contraire, des éléments irréguliers, à limites indécises, et dont le protoplasma paraît, par l'action de l'acide osmique, chargé de granulations graisseuses. Dans le premier cas on a surtout affaire à une lésion inflammatoire, à un retour à l'état embryonnaire; dans le second, à un processus de dégénérescence granulo-graisseuse. Mais on comprend, en tout cas, que des glandes ainsi altérées soient devenues impropres à remplir leurs fonctions physiologiques et à sécréter un suc gastrique actif et efficace.

Ainsi, l'estomac peut être atteint non seulement dans son réticulum conjonctif et ses vaisseaux lymphatiques ou sanguins, mais encore dans sa partie sécrétante, et l'on comprend quels troubles de pareilles lésions doivent apporter dans son fonctionnement. Nous verrons bientôt ce qu'il en est au point de vue chimique.

Il nous resterait à décrire le mode de production des ulcérations typhiques de l'estomac; mais ici, malheureusement, nous n'avons trouvé dans les auteurs aucune donnée histologique précise, et nous ne pouvons nous appuyer que sur l'examen des trois cas qui se sont présentés à notre observation.

Dans le premier cas (obs. 1, pl. I), au niveau de l'ulcération, après durcissement par l'alcool absolu, il existait des lésions profondes de la tunique sous-muqueuse, des vaisseaux, et surtout des glandes.

Dans la tunique sous-muqueuse, et dans la partie profonde de la muqueuse, infiltration abondante de cellules rondes, surtout autour des vaisseaux, et lésions aiguës des artères et des veines, telles que nous les avons décrites plus haut.

Les glandes correspondant à la partie ulcérée sont diminuées de hauteur, comme abrasées; séparées au niveau de leur extrémité profonde, par d'innombrables éléments embryonnaires, elles présentent dans leurs deux tiers superficiels une lésion bien remarquable : elles sont comme frappées de nécrobiose, ont perdu toute apparence de structure cellulaire, et ne forment plus qu'une série de villosités homogènes, d'aspect jaune vitreux, réfringentes et altérées. Pour expliquer cette modification curieuse, nous n'avons trouvé qu'un caillot fibrineux, qui, sur une de nos coupes, oblitérait complètement un gros tronc veineux de la tunique sous-muqueuse.

Ainsi, dans ce cas, l'ulcération a été surprise en pleine voie de production; ces glandes frappées de mort allaient se désagréger, disparaître, et laisser, à la place qu'elles occupaient, une perte de substance profonde, à parois embryonnaires, à marche peut-être envahissante et destructive. Nous n'oserions affirmer qu'il en soit ainsi dans tous les cas, mais il nous paraît probable que les lésions vasculaires doivent toujours jouer un rôle pathogénique prépondérant, soit par thrombose veineuse, comme dans le fait que nous venons de rapporter, soit par endartérite oblitérante.

Dans les deux autres cas que nous avons pu examiner, les lésions de la muqueuse étaient très analogues : au niveau de l'ulcération, perte plus ou moins profonde de substance, pouvant détruire sur le point intéressé presque toute la hauteur des glandes gastriques (pl. II, fig. 4). Au-dessous et dans les interstices des culs-de-sac glandulaires, infiltration abondante de cellules rondes, occupant le fond et les bords de l'ulcération, et pouvant pénétrer en profondeur jusque dans la tunique sous-muqueuse, surtout autour des vaisseaux. Ceux-ci ont paru, dans ces deux cas, perméables, et atteints seulement de lésions superficielles.

En somme, si d'après trois faits seulement, on pouvait tirer une conclusion, nous dirions que ces ulcérations gastriques nous ont paru relever d'une suractivité partielle et localisée du travail inflammatoire, suffisante pour déterminer en un point et par un mécanisme difficile à expliquer, la nécrobiose et la destruction moléculaire des glandes stomacales. Mais rien de tout cela n'est comparable, même de loin, au processus profondément destructif qui, dans la fièvre typhoïde, envahit les plaques de Peyer ou les follicules isolés de l'intestin grêle.

IV

Avant de terminer ce chapitre d'anatomie pathologique, nous devons déclarer que les altérations que nous venons de décrire ne sont nullement constantes. Il ne s'agit point ici d'une des lésions fondamentales, caractéristiques, de la dothiénentérie, mais bien d'une complication fréquente, plus ou moins prononcée, mais qui peut manquer, de même que les déterminations rénales ou laryngées par exemple.

Nous devons ajouter que, si ces lésions ne font presque jamais défaut dans les cas où, pendant la vie, s'étaient montrés des phénomènes gastriques, tels que douleur à l'épigastre et sur le trajet des nerfs vagues, nausées, vomissements, etc., elles peuvent exister également chez des sujets où aucun symptôme n'avait permis de les diagnostiquer. Mais cette contradiction apparente n'a rien qui doive surprendre, puisqu'on l'observe fréquemment dans la dothiénenthérie pour les phénomènes intestinaux eux-mêmes. Des formes latentes, ambulatoires, peuvent, dans les cas inopinément mortels, présenter des ulcérations étendues des plaques de Peyer, et Trousseau (1) a depuis longtemps signalé ce désaccord fréquent entre la profondeur des lésions intestinales, et la gravité des phénomènes généraux et locaux. C'est là affaire de réaction organique, de susceptibilité individuelle, éminemment variables suivant les cas.

(1) *Clinique méd.*, t. I, p. 212.

CHAPITRE II

Physiologie pathologique.

I

Il nous reste à examiner une dernière question, dont l'importance ne saurait être mise en doute : quelles sont dans la fièvre typhoïde les modifications fonctionnelles de l'estomac, et que devient, surtout, la sécrétion du suc gastrique? Cet agent si essentiel de la digestion est-il altéré dans sa quantité ou dans ses propriétés chimiques, reste-t-il actif, ou devient-il indifférent et inerte?

Il faut bien l'avouer, nous ne possédons pas de documents qui nous permettent d'arriver à des conclusions autorisées et formelles. Toute analyse directe de la muqueuse stomacale, au point de vue de son pouvoir digestif, ne donnerait que des résultats peu exacts, et surtout peu comparables. C'est même l'impossibilité de pratiquer un pareil examen dans des conditions d'autopsie identiques et satisfaisantes, qui nous a empêché de tenter quelques recherches à ce sujet.

Les auteurs sont du reste à peu près muets sur cette question de chimie pathologique; tout au plus trouve-t-on sur les altérations du suc gastrique dans les processus fébriles en général, quelques indications assez vagues, et souvent contradictoires.

Beaumont (1), le premier, dans ses recherches célèbres, constata que, pendant que le sujet qu'il observait était en état de fièvre, la sécrétion du suc gastrique était suspendue; les papilles et la muqueuse stomacale devenaient sèches, rouges, irritables; les boissons ingérées disparaissaient en moins de dix minutes, tandis que les aliments restaient pendant vingt-quatre à quarante-huit heures sans être digérés, et aggravaient, par leur présence, les accidents généraux et locaux.

Lussana (2), plus tard, admit de même, mais sans preuve concluante, une diminution ou même un arrêt dans la production du ferment peptique, sous l'influence de la fièvre.

Schiff (3), au moyen d'injections septiques, put rendre fébricitants des chiens porteurs de fistules gastriques, et observa de même que le suc sécrété dans de pareilles conditions avait perdu toute propriété digestive.

Au contraire, Pavy (4) déclare qu'ayant pratiqué des infusions de la muqueuse stomacale, chez plusieurs fébricitants, et en particulier chez des typhiques, il a obtenu un liquide actif, et riche en pepsine. Hoppe Seyler arrive à des conclusions analogues.

Enfin, plus récemment, en 1872, un auteur allemand,

(1) *Exper. and obs. on the gastric juice, and the physiology of digestion.* Boston, 1834.

(2) *Du principe acidifiant du suc gastrique* (*Journ. de la physiol. de l'homme et des animaux*, 1862, t. V, p. 287).

(3) *Leçons sur la physiol. de la dig.* Florence, 1867, vol. I, p. 57, et vol. II, p. 268 et 269.

(4) *A treatise on the function of digestion.* London, 1869, p. 51.

Manasseïn (1), a publié une série d'expériences très minutieuses et, semble-t-il, concluantes, qu'il a pratiquées sur des chiens rendus fébricitants par des injections septiques sous-cutanées ou intra-veineuses. Il a analysé comparativement le suc gastrique naturel obtenu au moyen d'éponges introduites dans l'estomac, et le suc artificiel dû à l'infusion de la muqueuse gastrique dans une eau légèrement acidulée.

De ces recherches, Manasseïn a tiré les conclusions suivantes : Chez les animaux fébricitants, la quantité d'acide contenu dans le suc gastrique naturel n'est plus en relation avec la richesse en pepsine, et elle semble notablement diminuée. Le suc gastrique artificiel conserve au contraire toute son énergie, excepté pour la fibrine qu'il ne digère que difficilement.

On voit qu'en somme nous ne sommes encore que bien peu éclairés sur les changements que subit le suc gastrique, dans les processus fébriles en général et dans la fièvre typhoïde qui n'en est peut-être qu'un cas particulier. Il est cependant bien probable que ce suc doit perdre en partie ses propriétés digestives, soit qu'il s'appauvrisse en acide et en pepsine, soit que ses éléments s'altèrent et se modifient. C'est à ces troubles morbides du fonctionnement chimique de l'estomac que l'on doit rapporter, croyons-nous, l'anorexie, la soif, le goût et le besoin des boissons acides, que l'on observe dans le cours de la fièvre continue, tandis que les nausées, les vomissements, la douleur à l'épigastre et sur le trajet des nerfs pneumogastriques, relèveraient directe-

(1) *Chemische Beitrage zur Fieberlehre* (*Versuche über Magensaft bei fiebernden Thieren Virch. Archiv*, Bd 55, p. 413).

ment des lésions structurales et anatomo-pathologiques du ventricule.

II

Nous ne devons pas oublier que toute étude d'anatomie pathologique reste incomplète, quand on n'essaye pas de déterminer et de comprendre le mécanisme physiologique des lésions que l'on a décrites. L'estomac, nous venons de le voir, est fréquemment malade dans la fièvre typhoïde : mais pourquoi l'est-il, quelle idée pathogénique devons-nous nous faire de ses altérations ?

A cette question, plusieurs réponses peuvent être faites, différentes suivant la théorie que l'on adopte sur la nature de la dothiénentérie.

Et d'abord, n'est-il pas naturel d'admettre que, dans une maladie à déterminations organiques si multiples, à lésions si généralisées et si variables, une même cause, un même mécanisme doit rendre compte des différentes modalités anatomo-pathologiques ?

Nous sommes loin de l'époque où, dans la dothiénentérie, Broussais ne voyait qu'une gastro-entérite, où Bretonneau, Louis, Andral, Chomel, n'admettaient comme spécifique que la lésion des glandes de Peyer, l'éruption furonculeuse de l'intestin, l'énanthème muqueux, comme on disait par comparaison avec les fièvres éruptives, et nous savons aujourd'hui que la fièvre typhoïde est essentiellement une maladie générale, *totius substantiæ*, qui ne respecte plus aucun organe, aucun appareil de l'économie.

Toute théorie étroitement organicienne serait donc insuffisante, et c'est l'humorisme seul, tel que nous le concevons aujourd'hui, rajeuni et transformé par les études histologiques, chimiques et expérimentales, qui pourra nous donner la solution du problème pathogénique.

Nous ne pouvons entrer ici dans la discussion de cette question si grave et si agitée de la nature de la fièvre typhoïde; cela demanderait une autorité et une compétence que nous sommes loin de posséder. Bornons-nous à chercher laquelle des théories en faveur peut le mieux rendre compte des localisations stomacales que nous avons étudiées.

Jusqu'à ces derniers temps, on considérait en général les lésions de la dothiénentérie comme des lésions inflammatoires ayant pour point de départ et pour siége le système lymphatique, spécialement au niveau de la muqueuse intestinale. Mais, depuis quelques années, les idées se sont peu à peu modifiées; tout un ensemble de recherches histo-chimiques et expérimentales, est venu montrer que la vraie lésion, la seule qui soit primitive et fondamentale, c'est la lésion du sang, et peut-être de la lymphe. Le poison typhique, quel qu'il soit, semble pénétrer du dehors, se développer dans le sang comme dans un milieu favorable pour sa reproduction et sa culture, et ce n'est que secondairement que les différents organes subissent des modifications de structure.

La difficulté consiste précisément à isoler cette matière infectieuse, à en reconnaître les affinités et la nature. S'agit-il d'un ferment soluble pathologique, d'un de ces alcaloïdes organiques qui font actuellement le sujet de tant de recherches laborieuses? Sans doute la chose est possible, bien qu'encore très hypothétique, et l'on pourrait admettre, en ce cas, que le poison typhique tend à s'éliminer par la muqueuse gastro-intestinale, et y provoque, par son passage, des lésions plus ou moins graves. Il y aurait là quelque chose d'analogue à ce que nous montrent quelques faits pathologiques bien connus : après la néphrotomie, par exemple, les célèbres expériences de Cl. Bernard et Barreswill ont démontré depuis longtemps que l'élimination de l'urée, retenue en excès dans le sang, peut se faire par la muqueuse des voies digestives; et, de la pathologie expérimentale, cette notion a passé dans le domaine de la clinique, depuis que les recherches de Luton et de Treitz ont fait connaître la forme gastro-intestinale de l'urémie. Citons encore, dans le même ordre d'idées, les expériences de Zalesky (de Tubingue), qui, après avoir enlevé les reins à des serpents, a pu constater l'élimination de l'acide urique et des urates par la muqueuse de l'estomac. Rien d'impossible, on le comprend, à ce qu'une matière infectieuse, introduite dans l'organisme, ne prenne le même chemin, et ne détermine ainsi de véritables lésions inflammatoires.

Mais, actuellement, c'est plutôt dans des éléments figurés, bactéries ou micrococcus, que la plupart des auteurs les plus récents tendent à individualiser le poison typhique. Sans vouloir faire ici l'histoire de recherches déjà bien nombreuses, mais qui malheureusement ne sont pas toujours aussi nettes et aussi concordantes qu'on le voudrait, rappelons que, dès 1875, Recklinghausen trouvait des bactéries dans des abcès consécutifs à la fièvre typhoïde. En 1875, Klein, dans un travail important, déclare avoir observé des colonies abondantes de micrococcus dans toute l'épaisseur de la muqueuse intestinale, au niveau des plaques de Peyer, des glandes de Lieberkühn, des lymphatiques et des veines. Sokoloff, la même année, Fishel en 1878, Eberth, puis Klebs en 1880, constatèrent de même dans la rate, dans les follicules isolés ou agminés de l'intestin grêle, dans les ganglions mésentériques, la présence d'organismes en bâtonnets, auxquels ils attribuèrent un rôle pathogénique exclusif. Cette année même, un autre expérimentateur allemand, Branlecht, déclare avoir observé dans les eaux potables, pendant une épidémie de fièvre typhoïde, des micro-organismes de formes variées, bâtonnets, filaments, micrococci; il a pu les cultiver, les inoculer par la voie sous-cutanée à différents animaux, et provoquer ainsi un processus fébrile accompagné de diarrhée, d'émaciation, et se terminant par la mort; à l'autopsie, il trouvait une tuméfaction notable des plaques de Peyer et des ganglions mésentériques.

Dans la théorie parasitaire, le sang servirait donc de milieu de culture à un organisme inférieur, et c'est la pullulation et l'élimination de ce microbe qui provoqueraient les altérations organiques secondaires. Comme type de ces lésions de décharges, on doit citer les néphrites infectieuses, si bien étudiées par M. le professeur Bouchard (1). En faisant l'application de cette théorie à la gastrite de la fièvre typhoïde, on pourrait admettre de même une action locale des microbes, soit qu'ils trouvent leur porte d'entrée dans l'absorption stomacale, soit qu'ils y trouvent au contraire une voie d'élimination et de décharge.

Rien ne serait à coup sûr plus séduisant, plus satisfaisant pour l'esprit, que cette théorie parasitaire, si elle recevait une démonstration indiscutable et complète. Mais c'est là ce qui reste encore à faire, croyons-nous; ce n'est qu'après des observations multipliées, concordantes, après des cultures et des inoculations régulières et méthodiques, que l'on

(1) *Gazette médic. de Paris*, 1880, p. 559; *Rev. mens. de méd.*, août 1881.

pourra vraiment affirmer l'existence et surtout le rôle pathogénique du microbe de la fièvre typhoïde, en connaître l'origine et l'évolution, et lui rapporter les lésions anatomo-pathologiques de la maladie.

La seule chose que l'on puisse donc affirmer, parce qu'elle résulte nettement de l'observation, c'est que, dans le cours de la dothiénentérie, les lésions de l'estomac paraissent avoir pour point de départ et pour siège de prédilection, le système lymphatique de l'organe d'abord, dans ses lacunes d'origine et dans ses follicules clos, puis les vaisseaux artériels et veineux. Il semble qu'un principe irritant et toxique imprègne le sang, et provoque par son contact des lésions inflammatoires dans les tuniques vasculaires et dans le tissu conjonctif ambiant.

Nous sommes ainsi ramenés, par l'étude même d'une des altérations organiques de la dothiénentérie à cette notion fondamentale de la lésion primitive du liquide sanguin, de son adultération par un poison probablement venu du dehors, qui s'y développe, puis suscite par son élimination ou son contact des réactions inflammatoires plus ou moins généralisées dans les différents appareils de l'économie.

III

Nous ne pouvons terminer ce chapitre sans examiner une objection de grand poids, émise et développée par Louis (1), dans sa célèbre *Monographie*. D'après cet auteur, les lésions

(1) *Loc. cit.*, t. I, p. 152.

inflammatoires que l'on trouve dans l'estomac des typhiques n'ont rien de spécial, rien de caractéristique; on peut en trouver autant à la fin de n'importe quelle maladie aiguë, et l'on ne peut pas plus dire de la fièvre typhoïde « gastro-entérite, que l'on ne dit de la pneumonie gastro-péripneumonie ».

Présentée en termes aussi absolus, cette opinion ne nous semble pas exacte. Sans doute les processus fébriles peuvent souvent déterminer sur la muqueuse stomacale des lésions superficielles. Mais, en clinique, ces lésions ne se révèlent pas, que nous sachions, par l'ensemble des signes que nous avons étudiés : l'anorexie, la soif, l'état saburral des premières voies, voilà, en général, ce que l'on observe; mais cette douleur si caractéristique de l'épigastre et des pneumogastriques, ces nausées, ces vomissements répétés, parfois presque incoercibles, tout cela fait défaut, ou n'existe qu'à son degré le plus atténué. De même, à l'autopsie, on ne rencontre jamais, dans les différentes affections aiguës, cette lésion rare, mais cependant incontestable de la fièvre typhoïde, les ulcérations de l'estomac. Si donc on peut admettre que les maladies aiguës (c'est-à-dire bien souvent les affections générales, *totius substantiæ*) peuvent s'accompagner d'un catarrhe gastrique superficiel, il n'est que juste d'ajouter que, dans la fièvre continue, ces mêmes lésions stomacales sont fréquemment plus intenses; au lit du malade, comme par l'étude histologique et même macroscopique, on peut les reconnaître et voir quel degré d'importance, quelle valeur, il convient, suivant les cas, de leur attribuer.

Leur importance est également tout autre une fois l'évolution cyclique de la maladie terminée : un pneumonique guéri est bien guéri, et peut recommencer à manger sans crainte de complication nouvelle; un typhique convalescent, au contraire, est encore un malade, et réclame tout un ensemble de soins et de précautions hygiéniques qui font de la reprise de l'alimentation une des périodes délicates et souvent périlleuses de la dothiénentérie.

Un exemple achèvera de faire comprendre notre pensée : l'albuminurie est un épiphénomène commun à bon nombre d'affections fébriles aiguës; on la rencontre fréquemment dans la pneumonie, l'érysipèle, les fièvres éruptives, la diphthérie, etc., et aussi dans la fièvre typhoïde. Est-ce à dire que dans ces différentes maladies elle intervienne au même titre, et, pour ainsi dire, d'une façon banale et impersonnelle? Bien loin de là; dans toute affection générale, et, par suite, dans bon nombre d'affections aiguës, l'appareil rénal peut être intéressé d'une façon plus ou moins persistante et profonde. Mais, suivant les affinités morbides de l'affection causale, la détermination néphritique peut varier du minimum au maximum, dans ses lésions comme dans ses symptômes; pour la néphrite dothiénentérique, par exemple, on sait, par des travaux récents (1), quelles sont à la fois et sa fréquence et sa gravité.

De même, par les lésions qu'elles entraînent, par l'importance symptomatique qu'elles peuvent acquérir soit au cours de la maladie en évolution, soit pendant la convalescence, les déterminations gastriques de la fièvre typhoïde méritent une place et une description à part, au premier rang des gastrites symptomatiques dans les affections générales aiguës et fébriles.

(1) Bouchard, *Société biol.*, 1880 (*Revue mens.*, août 1881). — Renaut, *Arch. de physiol.*, 1881. — Petit, *Th.*, Lyon, 1881.

CHAPITRE III

Étude clinique

Lá fièvre typhoïde est une maladie si variée dans ses allures, dans ses manifestations symptomatiques, dans ses modes de décharge sur les différents appareils organiques, que toute analyse isolée d'un de ses groupes de symptômes devient forcément un peu schématique. Bien souvent, au lit du malade, tel phénomène que l'on veut étudier fait défaut; il ne se présente d'autres fois que réduit à son minimum d'intensité et de durée, et passerait inaperçu, si, dans les cas les plus favorables, on ne l'avait vu en pleine lumière, et formant un des traits les plus caractéristiques du tableau symptomatique. Si nous voulons apprendre à connaître les déterminations gastriques de la fièvre-typhoïde, c'est donc à ces formes franchement typiques que nous devrons nous adresser tout d'abord, sans nous dissimuler du reste qu'elles constituent l'exception plus que la règle, et que bien plus nombreux sont les cas moins nettement accusés, parfois même frustes, et presque latents.

On sait depuis longtemps par quels signes se manifeste l'inflammation de l'estomac, la gastrite, et rien n'est à la fois plus complet et plus précis en quelques lignes, que cette courte description de Boerhaave (1) au siècle dernier : « Ut reliquæ partes, ita quoque stomacus vera inflammatione corripi protest. Cujus signa et effectus hæc fere habentur : dolor ardens, fixus, pungens in ipso stomachi loco, ejus exacerbatio in ipso puncto, quo aliquid ei ingeritur, vomitus dolentissimus statim ab omni ingesto, cum singultu dolorifico; anxietas summa et perpetua circa præcordia; febris acuta continua. » Eh bien! tous ces symptômes si frappants peuvent, à des degrés divers, se retrouver dans la fièvre typhoïde, et nous devons les étudier tour à tour, puis montrer comment et dans quelles proportions ils s'associent et se combinent.

I

Voyons d'abord ce qu'il en est de la douleur, car c'est là un signe de premier ordre et qu'on laisse trop souvent passer inaperçu, faute de le rechercher convenablement.

Rien n'est plus variable que l'état de la sensibilité abdominale chez les typhiques, et l'on peut, à cet égard, établir trois groupes de faits : tantôt le ventre reste indolent, soit spontanément, soit à la pression; tantôt, au contraire, il est partout douloureux, mais d'une douleur diffuse, vague, sans localisation précise; tantôt enfin il présente des points maximum, de véritables centres où la pression réveille une vive souffrance. Dans la fosse iliaque droite, par exemple, au niveau du point de jonction de l'iléon et du cæcum, c'est-à-

(1) *Comment. in* Boerhaave, *Aphorismos*. Taurini, 1754, t. III, p. 144.

dire là où les lésions sont les plus développées; dans le flanc gauche, au niveau de la rate tuméfiée et débordant les fausses côtes, la pression digitale est souvent douloureuse, et nul ne fait difficulté de rattacher ce signe aux lésions locales sous-jacentes. Pourquoi ce qui est vrai dans ces deux régions de l'abdomen serait-il faux à l'épigastre, et si là aussi nous constatons les symptômes et la lésion, pourquoi ne pas les rapprocher et les expliquer l'un par l'autre?

En fait, l'épigastralgie de la fièvre typhoïde est signalée depuis longtemps. Louis déclare que dans 22 cas où il a pu la rechercher, 16 fois il en a constaté l'existence : dans 8 cas c'était un des phénomènes initiaux, survenant dès le début de la maladie ; dans les 8 autres cas, la douleur épigastrique ne s'est montrée que plus tardivement. Louis ne semble pas, du reste, attacher une grande importance à ce symptôme ; il le signale sans le décrire, et déclare « qu'il n'indique pas d'une manière sûre, à beaucoup près, l'existence d'une inflammation de la membrane muqueuse de l'estomac ».

Depuis lors, les différents auteurs n'ont fait que mentionner l'épigastralgie, sans rien ajouter à sa description. Voyons donc quels en sont les caractères et le siège.

La douleur est exactement limitée à un espace triangulaire dont le sommet répond à l'appendice typhoïde, la base à une ligne transversale qui réunirait les extrémités des neuvièmes côtes, les côtés aux rebords chondro-costaux. Quelquefois la douleur peut être spontanée, accusée par le malade, et provoquée soit par l'ingestion des boissons, soit par les mouvements, et surtout par la flexion du tronc en avant.

Dans la majorité des cas, au contraire, la douleur n'est perçue que si, avec l'extrémité des doigts, on déprime l'épigastre, et elle se montre tantôt légère et très supportable, tantôt assez pénible pour arracher une plainte, une contraction des traits, parfois des mouvements de défense, même chez des malades plongés dans cette torpeur profonde, dans ce demi-coma que l'on observe si fréquemment au cours des fièvres typhoïdes adynamiques.

Mais, quel que soit son degré, la douleur épigastrique conserve les mêmes caractères; toujours elle est profonde, sourde, oppressive, dyspnéique, et parfois presque angoissante ; aussi est-elle, dans les cas bien tranchés, plus pénible, plus difficile à supporter que la douleur iléo-cæcale.

Dans bien des cas, surtout dans les formes légères de la dothiénentérie, l'épigastralgie reste isolée, et constitue le seul phénomène douloureux que puisse révéler l'exploration de l'abdomen. D'autres fois, elle s'associe à la douleur de la fosse iliaque droite, ou du flanc gauche, ou des deux simultanément. Enfin, ces trois zones douloureuses semblent pouvoir s'étendre excentriquement, se rejoindre par leur périphérie, et se confondre en une sensibilité diffuse partout uniforme, mais toujours plus vive dans ses trois centres d'origine.

Quoi qu'il en soit, la douleur épigastrique est en général un phénomène de début dans la fièvre typhoïde; elle appartient à la première période, à celle que mon excellent maître, M. le professeur Jaccoud, appelle « la période d'infection ». Dans les formes bénignes, qui évoluent régulièrement vers la guérison, elle disparaît dans le cours ou à la fin du deuxième septénaire. Si elle se prolonge pendant la période d'état de la maladie, c'est qu'en général il vient s'y adjoindre d'autres symptômes plus significatifs encore, les nausées et les vomissements, c'est-à-dire tous les signes d'une dothiénentérie à déterminations gastriques nettement accusées.

Dans les formes ataxo-adynamiques, l'épigastralgie peut s'effacer à mesure que l'état général s'aggrave, et cela pour des raisons bien différentes ; soit parce que le malade est pris de délire bruyant, continu, qui ne lui permet plus de percevoir ni d'exprimer une souffrance, soit parce qu'il tombe dans cet état de coma vigil où il devient incapable de réagir sous aucune des incitations extérieures.

Si, enfin, il me fallait évaluer numériquement la fréquence de ce symptôme, je dirai que, dans les cas que j'ai observés et où l'on pouvait le rechercher, il m'a paru exister au moins une fois sur deux, à des degrés divers du reste, et parfois pendant un très petit nombre de jours.

Telle est la douleur épigastrique, et si j'ai insisté sur ses caractères et sa fréquence, c'est que, je le répète, il me semble naturel de la rattacher aux lésions de l'estomac, qui, comme nous l'avons vu, sont loin d'être rares, de même que l'on rattache la douleur iléo-cæcale aux lésions du cæcum et de la dernière portion de l'intestin grêle. Quant à son point de départ, elle est évidemment causée par une excitation anormale et douloureuse, soit spontanée, soit provoquée, des filets stomacaux des pneumogastriques, qui constituent à la fois les nerfs moteurs et sensitifs de l'estomac.

II

Un degré de plus dans l'excitation des nerfs vagues, et ils deviendront douloureux dans leur tronc lui-même tout entier, et notamment dans le point de leur trajet où ils sont accessibles à la pression, c'est-à-dire au cou.

C'esten effet ce qui arrive, et, bien des fois, nous avons pu constater nettement l'existence de ce nouveau symptôme, qui, jusqu'à présent, n'avait pas été signalé dans le cours de la dothiénentérie.

Le lieu d'élection, pour la recherche de cette douleur des pneumogastriques, se trouve à la partie antéro-inférieure du cou, derrière le faisceau d'insertion sternale du sterno-cléido-mastoïdien. En ce point, une pression localisée, dirigée d'avant en arrière et un peu de dedans en dehors, peut suffire, même quand elle est modérée, à provoquer chez les typhiques une souffrance des plus manifestes. Tantôt la douleur est sourde, profonde, mal définie par le malade ; tantôt elle est intense, assez superficielle pour être réveillée par une pression très limitée, comme celle du bout d'un crayon, par exemple, et assez aiguë pour déterminer immédiatement une plainte, un gémissement, un mouvement de retrait et de défense.

En tout cas, cette douleur n'est jamais spontanée, et la pression seule en révèle l'existence ; il faut la chercher pour la trouver. Elle peut du reste occuper avec la même intensité les deux pneumogastriques, ou se montrer plus prononcée d'un côté que de l'autre, ou même rester franchement unilatérale.

On pourrait supposer, pour expliquer ces différentes variétés, que le côté où siège la douleur cervicale correspond au maximum des lésions stomacales dans la sphère de distribution de l'un ou l'autre des nerfs vagues : le pneumogastrique gauche serait douloureux, par exemple, quand la face antérieure de l'estomac est atteinte, le pneumogastrique droit quand il s'agit de la face postérieure, tous deux enfin quand la lésion gastrique est diffuse et partout uniforme; mais nous devons ajouter que c'est là une pure hypothèse qu'aucun fait clinique nettement probant ne nous permet jusqu'à présent de démontrer.

D'après ce que nous venons de dire, la douleur des pneumogastriques cervicaux ne constitue guère qu'une conséquence, une extension presque de la douleur épigastrique. Elle est subordonnée à celle-ci, ne l'accompagne pas toujours, mais ne se montre jamais sans elle, et subit les mêmes alternatives d'apparition, d'intensité et de durée. Elle s'éteint en général avant l'épigastralgie, au début de la convalescence, mais peut dans les formes gastriques graves persister jusqu'à la mort.

L'existence de ces points douloureux sur le tronc cervical des nerfs vagues n'a rien, du reste, qui doive nous étonner. On connaît les trois départements innervés par la dixième paire, on sait que dès que l'un de ces trois groupes de filets terminaux subit une irritation suffisante, pour le cœur et les poumons notamment, comme l'ont montré les belles recherches de notre maître, M. le professeur Peter (1), le tronc des pneumogastriques devient douloureux à la pression. Les lésions inflammatoires de l'estomac semblent dans le cas présent avoir la même action à distance, fait qui concorde avec tout ce que nous connaissons des habitudes pathologiques des nerfs vagues.

(1) *Clinique médic.*, t. I et II, *passim.*

III

Il résulte de tout ce qui précède, que, fréquemment, au cours de la fièvre typhoïde, l'estomac peut être, dans les rameaux qu'il reçoit des pneumogastriques, le siège de manifestations douloureuses variées. Suivant l'intensité de celles-ci, suivant surtout le mode réactionnel du sujet, un nouveau phénomène peut se montrer, et attester à la fois l'incitation et la révolte du ventricule : j'ai nommé le *vomissement.*

Mais ce serait une grande erreur d'attribuer ici partout et toujours le vomissement à une lésion matérielle de l'estomac, et rien ne serait plus contraire aux enseignements de l'observation clinique, de la physiologie et de l'anatomie pathologiques. Examinons donc les faits, et voyons quelle valeur, suivant les cas, on peut attribuer à ce nouveau symptôme.

Nous ne ferons d'abord que rappeler une cause bien connue de vomissements dans la fièvre typhoïde, la péritonite, par perforation, ou, plus rarement, par propagation. On sait combien le début et la marche de ces accidents est en général caractéristique, combien leur évolution est rapide, et presque toujours fatale. Il est évident que l'estomac n'est ici nullement en cause, et qu'il s'agit simplement d'un acte réflexe ayant pour point de départ l'inflammation aiguë de la séreuse péritonéale.

Dans un autre groupe de faits, plus rares, et moins faciles à expliquer, l'apparition de vomissements répétés coïncide avec le début d'une complication phlegmasique de l'appareil respiratoire, pneumonie ou pleurésie par exemple. Tuckwell (1) a noté des faits de ce genre, et nous-même avons pu en observer un exemple bien frappant, et bien propre à dérouter le diagnostic, tant l'apparition soudaine de vomissements bilieux, avec douleur sus-ombilicale, algidité et collapsus, simulait l'appareil symptomatique d'une perforation intestinale. Il s'agissait en réalité d'infarctus pulmonaires avec pleurésie séro-sanguinolente considérable; le tout avait passé inaperçu, à cause de l'immobilisation complète à laquelle on avait soumis la malade, et qui avait empêché de percuter et d'ausculter la poitrine. Bien que cette observation ne rentre pas de tout point dans l'ordre des faits que nous voulons étudier, nous demandons cependant la permission d'en présenter le résumé :

Fièvre typhoïde à forme lente. — Pendant la convalescence : infarctus pulmonaire, pleurésie droite, symptômes simulant une péritonite par perforation. — Mort.

Véronique H..., âgée de vingt-sept ans, entrée le 4 mai 1881 dans le service de M. le professeur Jaccoud.

Cette femme était nourrice depuis un an, quand elle est tombée malade, il y a vingt-cinq jours environ. Peu de renseignements, du reste, sur le début et la marche de son affection ; nous apprenons seulement qu'elle a eu plusieurs épistaxis, des vomissements répétés, de la diarrhée.

Actuellement, état adynamique, avec faiblesse extrême, pâleur de la face, demi-délire nocturne.

Éruption de taches rosées assez nombreuses; à la pression,

(1) *Lancet*, 1878, t. II, p. 286.

douleur dans les régions iléo-cæcale et épigastrique; pas de diarrhée, plutôt de la constipation ; pas de vomissements.

Forte congestion pulmonaire ; urines troubles, légèrement albumineuses.

Traitement. — Quatre lotions vinaigrées par jour ; potion cordiale avec extrait de quinquina, lait et limonade vineuse.

Marche lente mais régulière de la maladie et, le 19 mai, disparition de la fièvre.

25 mai : la malade entre en convalescence, commence à manger un peu et à se lever, mais elle reste encore pâle et très affaiblie.

Le 8 juin, au cinquante-neuvième jour depuis le début, accidents soudains et intenses. Douleur très vive, spontanée et provoquée, occupant l'épigastre et l'hypochondre droit; nausées continuelles, vomissements bilieux porracés, ou provoqués par l'ingestion des liquides ; pas de météorisme abdominal ; algidité, collapsus, température périphérique oscillant entre 36 et 37 degrés; pouls filiforme, pâleur livide de la face, cyanose des lèvres.

Traitement. — Injection de morphine, glace *intus et extra*, potion alcoolique et stimulante, immobilité absolue.

9, 10 : même état aussi grave, même algidité ; persistance de l'intolérance gastrique et des vomissements bilieux.

11 : large ecchymose sus-ombilicale ; suppression des applications externes de glace sur l'abdomen. Constipation ; lavement quotidien.

12, 13 : un peu d'amélioration ; quelques boissons ont pu être tolérées, les vomissements bilieux sont moins fréquents. Toute la région épigastrique est occupée par une masse dure et douloureuse qui paraît être le lobe gauche du foie.

16 : température toujours hypothermique et ne dépassant pas 37°,2. Adynamie absolue, état demi-comateux, sueurs froides profuses. Cataplasmes chauds et laudanisés sur la partie

sus-ombilicale du ventre, stimulants; immobilité autant que possible.

17 : pas de vomissements, mais collapsus absolu, coma entrecoupé de plaintes inarticulées.

18 : mort.

Autopsie. — Pas trace de péritonite.

Le foie est volumineux, stéatosé; son lobe gauche occupe toute la région épigastrique.

Au niveau de la valvule de Bauhin et du dernier pied de l'iléon, quelques plaques de Peyer sont encore ulcérées, mais en voie de réparation; plus haut leur cicatrisation est complète.

Pas de lésion apparente de l'estomac.

Les deux poumons présentent dans leurs lobes supérieurs des restes d'une tuberculose ancienne guérie: rétractions cicatricielles, tractus fibreux interlobulaires, petits foyers pisiformes, enkystés, caséeux ou crétacés.

Le poumon droit est recouvert d'une mince fausse membrane fibrineuse. Dans son lobe inférieur se trouvent plusieurs infarctus noirs, pyramidaux, à base corticale, et du volume d'une noix environ.

Dans la plèvre droite, épanchement très abondant, quatre litres environ, d'un liquide séro-sanguinolent sans flocons fibrineux.

Cœur flasque et plein de caillots cruoriques. Rien de particulier dans les autres organes.

Aux différentes catégories de faits que nous venons de signaler, il faut encore ajouter les cas où, dans la période d'invasion ou d'état de la dothiénentérie, les vomissements surviennent par le fait d'une complication cérébrale ou méningée. Les exemples en sont assez rares, bien que signalés par tous les auteurs, et Graves y a spécialement insisté : « Toutes les fois, dit-il (1), que, dans le cours d'une fièvre, l'estomac devient irritable sans cause appréciable, toutes les fois que les vomissements apparaissent sans douleur à l'épigastre, on doit craindre soit la congestion, soit l'inflammation du cerveau ou de ses enveloppes. »

Si maintenant nous écartons les cas où l'intolérance stomacale est due à l'emploi trop prolongé, ou intempestif, ou à trop fortes doses, de certains médicaments, tels que le sulfate de quinine pour n'en citer qu'un des principaux, les cas également où elle est le résultat passager d'un écart de régime accidentel, le terrain se trouvera à peu près déblayé, et il ne nous restera guère à étudier que les cas où le vomissement paraît directement imputable à une lésion inflammatoire de l'estomac : comment se présente-t-il, quelle est sa fréquence, sa gravité, sa nature, dans quelles formes et à quelles périodes de la maladie se montre-t-il? c'est ce qu'il nous faut essayer de déterminer.

On peut ranger sous deux chefs différents, les observations de fièvre typhoïde compliquée de vomissements.

Dans le plus grand nombre des cas, le symptôme vomissement ne se produit que d'une façon presque accidentelle, en passant pour ainsi dire; le malade, pendant les dix ou quinze premiers jours, présente une anorexie absolue, une soif continuelle, et recherche de préférence les boissons acides; il éprouve fréquemment des nausées, vomit une fois ou deux une faible quantité d'un liquide muqueux, ou d'une des boissons qu'il vient d'ingérer; mais, en somme, tout cela est peu de chose, et disparaît avec la chute de la fièvre et le

(1) *Clin. méd.*, t. I, p. 247.

début de la convalescence. Souvent, dans les cas de ce genre la diarrhée est presque nulle, ou même remplacée par de la constipation, ainsi que West (1) l'avait signalé.

Quoi qu'il en soit, rien que de peu caractéristique et de banal dans ces vomissements rares, peu abondants, presque indifférents; ils ne tirent leur valeur que des phénomènes qui les précèdent ou les accompagnent, tels que la douleur à l'épigastre ou sur le trajet des pneumogastriques, et aussi et surtout de la comparaison avec les cas graves et typiques dont ils ne sont que l'ébauche.

Dans le second groupe de faits, plusieurs modalités cliniques peuvent se présenter. L'intolérance gastrique peut être élective, limitée à telle ou telle boisson, au bouillon par exemple ; on peut alors facilement y remédier, et en supprimant la cause on fait disparaître l'effet. Mais malheureusement l'intolérance de l'estomac est souvent absolue et générale : rien n'est supporté et l'ingestion de quelques gorgées de liquide suffit à provoquer la révolte de l'organe. Les vomissements se répètent bien des fois pendant la journée, ils sont laborieux, accompagnés de pénibles efforts, toujours peu abondants, à cause de la faible quantité du liquide ingéré. Tantôt l'estomac ne rejette ainsi qu'un mucus épais, ou plus ou moins teinté par la bile; tantôt les boissons, les tisanes, les potions, sont rendues telles qu'elles ont été prises, au bout de peu d'instants, et sans avoir eu le temps d'être modifiées par leur séjour dans le ventricule.

C'est en général en pleine période d'état de la maladie, dans le cours du deuxième ou troisième septénaire, que se montrent ces vomissements si tenaces et si persistants; ils

(1) *Leçons sur les maladies des enfants*. Paris, 1875, p. 919.

deviennent alors une complication des plus sérieuses, et contribuent pour leur part à affaiblir le typhique, à entraver la séparation de ses lésions intestinales et le travail de réparation organique qui lui succède. « Le vomissement qui se prolonge pendant un temps considérable, écrit Griesinger (1), constitue l'une des manifestations locales d'un trouble profond de tout l'appareil digestif, trouble qui est lui-même un élément essentiel du marasme de la fièvre typhoïde. »

Nous donnons, à la fin de ce travail, plusieurs observations répondant aux différents types que nous venons de décrire.

Dans des cas très exceptionnels, les vomissements peuvent revêtir des caractères différents : Murchison (2) cite un fait où des vomissements fécaloïdes eurent lieu, d'une façon persistante, trente-six heures avant la mort, qui était due à la perforation de l'intestin. Enfin, on peut observer de véritables hématémèses. Chez un malade qui mourut d'une perforation intestinale, Chomel (3) vit se produire un vomissement sanguinolent. Plus récemment, M. Millard (4) a publié une observation bien frappante sur laquelle nous aurons à revenir : chez un jeune homme de quinze ans, au trentième jour d'une fièvre typhoïde compliquée de péritonite subaiguë, il vit survenir une hématémèse des plus abondantes, avec melæna, et, deux jours après, il put constater, à l'autopsie, l'existence d'ulcérations multiples et profondes de la muqueuse gastrique, ulcérations que la gastrorrhagie observée pendant la vie avait permis de diagnostiquer.

(1) *Loc. cit.*, p. 316.
(2) *Loc. cit.*, p. 126.
(3) *Loc. cit.*, p. 139.
(4) *Soc. méd. des hôpitaux*, 8 décembre 1876.

Si l'hémorrhagie stomacale est moins soudaine et moins copieuse, ce n'est plus une hématémèse que l'on pourra observer, mais bien des vomissements d'une nature toute spéciale, le liquide évacué sera semé de longues et fines stries brunes, ou de petits grains noirs, rappelant par leur aspect le tabac à priser, ou la suie en poussière. Ici encore, on pourra remonter du symptôme à la lésion, et supposer que la muqueuse gastrique présente soit des érosions hémorrhagiques, soit des suffusions sanguines superficielles et exsudatives.

Mais laissons de côté ces faits qui restent, en somme, exceptionnels, et reprenons l'étude des vomissements qui, dans le cours même de la dothiénentérie, semblent relever directement des lésions irritatives de l'estomac.

Parmi les auteurs qui ont essayé d'en déterminer la fréquence, Louis a pu les observer dans 36 cas sur 108; Murchison arrive à un résultat assez analogue, et déclare : « qu'ils existent dans 36 cas sur 100. Dans 12 sur 63 ils constituaient un des premiers symptômes, dans les autres ils ne se manifestaient qu'après la première semaine. Dans la plupart des cas, les vomissements n'étaient qu'accidentels, mais dans 8 ils étaient prolongés et très pénibles. Ils étaient en général accompagnés de quelque douleur et sensibilité à l'épigastre. »

On comprend facilement pourquoi ce symptôme n'est pas encore plus fréquent, et son mécanisme physiologique nous l'explique. Bien différent de la diarrhée, qui est un phénomène presque uniquement passif, le vomissement est actif, et comprend deux stades distincts, ainsi que l'a montré Schiff: dans le stade prémonitoire, les fibres longitudinales de l'œsophage et de l'estomac se contractent et dilatent l'orifice du cardia ; dans le deuxième stade, les muscles abdominaux chassent par une contraction réflexe brusque les matières contenues dans la cavité stomacale. Eh bien ! chacun de ces deux stades peut ici se trouver entravé dans son accomplissement régulier, le premier par la parésie ou le mauvais fonctionnement des tuniques musculaires de l'estomac, troubles qu'expliquent les lésions inflammatoires et douloureuses de l'organe, conformément à la loi établie par Stokes. Le deuxième stade a contre lui l'affaiblissement des réflexes que l'on observe fréquemment dans les fièvres typhoïdes graves, à forme dépressive et adynamique par exemple. En pareil cas, les réflexes cutanés, les réflexes tendineux eux-mêmes, ainsi que l'a récemment montré M. Straus (1), sont très affaiblis, ou même totalement abolis. Pour toutes ces différentes raisons, l'estomac reste souvent sans défense, ne réagit pas, et le vomissement n'a pas lieu.

IV

Le symptôme que nous venons d'étudier peut se montrer dans les différentes formes de la dothiénentérie, aussi bien dans les graves que dans les légères. Peut-être cependant nous semble-t-il plus fréquent dans ces formes de moyenne intensité, où les différents appareils organiques paraissent pris au même degré et que l'on désigne quelquefois sous le nom impropre de formes muqueuses ; nous avons déjà signalé la coïncidence fréquente avec la constipation, ou avec une diarrhée très modérée. Mais tout cela n'a rien d'absolu, et

(1) *In* Petitclerc, *Des réflexes tendineux*. Thèse de Paris, 1880.

des formes ataxo-adynamiques graves peuvent se compliquer de vomissements répétés et presque incoercibles ; nous en citons plusieurs exemples.

Dans les cas où une rechute se produit au début de la convalescence, les vomissements en sont un des premiers signes, et ce fait a été signalé dans bien des observations (1).

Ce qui est peut-être plus important à considérer au point de vue étiologique, c'est, d'une part, les conditions personnelles du sujet, d'autre part, le génie épidémique de la maladie et la constitution médicale régnante.

Chez les enfants, par exemple, «les vomissements existent chez la moitié des malades environ, d'après Rilliet et Barthez (2). Ils se montrent en général du premier au huitième jour, mais d'ordinaire les premier, deuxième et troisième; en général ils sont peu nombreux. Nous les avons cependant vu se répéter avec une grande fréquence et avec la spontanéité des vomissements de la méningite, chez un garçon de quatre ans et demi qui succomba le neuvième jour..... C'est d'ordinaire dans les cas graves qu'on les observe. » Dans un cas cité par les mêmes auteurs, chez un garçon de neuf ans atteint d'une fièvre ataxo-adynamique des plus graves, les vomissements furent très fréquents pendant près de dix-huit jours; ils se reproduisaient avec la plus grande facilité, et firent craindre de ne pouvoir alimenter à temps le jeune malade.

De même, il semble que, chez les alcooliques, l'estomac, déjà fatigué par la mauvaise hygiène qu'il supporte, soit plus

(1) Guyard, *Étude sur la fièvre typhoïde à rechute*. Thèse de Paris, 1876, p. 57.

(2) *Traité des maladies des enfants*, t. II, p. 675.

susceptible de révolte, plus intolérant, pendant la période d'infection de la dothiénentérie.

Mais, au-dessus de ces conditions individuelles, s'élève la question de la constitution médicale régnante. Il n'est pas douteux qu'à une même époque, non seulement une affection donnée, comme la fièvre typhoïde, mais les principales maladies générales, ne tendent à revêtir une physionomie spéciale et caractéristique. Chaque époque médicale a pour ainsi dire sa note dominante, et il suffit d'ouvrir les ouvrages des grands médecins du siècle dernier, de tous ceux qui ont fait de la pyrétologie une étude approfondie, tels que Sydenham, Baglivi, Huxham, de Haën, Rœderer et Wagler, Cullen, Stoll, etc., pour voir quelle fréquence ils attribuaient aux fièvres gastriques, ou gastrico-bilieuses, ou muqueuses. Toutes leurs descriptions, à la fois si vivantes et si minutieuses, présentent le même tableau symptomatique, et montrent combien, de leur temps, étaient fréquentes et accentuées les déterminations gastriques de la fièvre continue. Celles-ci tiennent aujourd'hui une place plus secondaire, tandis que les formes ataxo-adynamiques et thoraciques semblent avoir augmenté en nombre et en intensité.

V

Tels sont les principaux phénomènes que l'on peut, dans le cours même de la dothiénentérie, rattacher aux lésions de l'estomac : douleur épigastrique, douleur sur le tronc des pneumogastriques cervicaux et vomissements. Il est d'autres symptômes constants dans le cours de la maladie, tels que l'inappétence absolue, la soif toujours très vive, le goût et le besoin des boissons acidulées, que nous ne pouvons actuellement que signaler ; nous avons essayé déjà de montrer que leur cause doit être cherchée beaucoup moins dans les lésions anatomiques que dans les modifications que subit le suc gastrique par le fait d'une fièvre intense et prolongée.

Mais, une fois l'évolution naturelle et cyclique de la dothiénentérie terminée en tant que maladie infectieuse, l'estomac peut encore, pendant le cours d'une convalescence souvent bien fragile, présenter des troubles fonctionnels variés.

Dans les cas les plus simples, l'organe reste simplement inerte, indifférent, paresseux à reprendre son travail accoutumé. Le malade, bien qu'en pleine convalescence, bien qu'il n'ait plus ni fièvre, ni bronchite, ni insomnie, ni diarrhée, ne retrouve pas l'appétit ; au lieu de réclamer avec l'énergie d'une faim chaque jour croissante, les aliments qu'on lui mesure, le typhique conserve une véritable anorexie, quelquefois même du dégoût pour les aliments, le tout pouvant s'accompagner d'un phénomène nouveau, dont nous n'avons pas encore parlé, l'élévation locale de la température épigastrique. Nous en avons recueilli un cas bien net dans l'observation X, intéressante du reste à plus d'un titre. La jeune fille qui en fait l'objet présenta à plusieurs reprises, au début de sa maladie, des vomissements abondants et tenaces ; puis, une fois la dothiénentérie déclarée, au douzième jour, les vomissements reparaissent, s'accompagnent de douleurs à l'épigastre, et durent pendant deux jours, pour ne céder qu'après l'apparition de plusieurs hémorrhagies intestinales, copieuses, et répétées coup sur coup. Dès lors, après cette sorte de crise qui semblait l'aboutissant d'un mouvement fluxionnaire de tout le tube digestif, la fièvre typhoïde suit une marche lente, mais régulièrement décroissante ; au trentième jour, la malade est convalescente ; aucune des déterminations locales ne reste appréciable, mais l'appétit ne revient pas, et les aliments inspirent plutôt du dégoût. A peine un peu de bouillon est-il pris dans les vingt-quatre heures. En même temps, notre excellent maître, M. le professeur Peter, nous faisait constater un phénomène bien curieux : bien que l'épigastre ne fût le siège d'aucune douleur, spontanée ou provoquée, il restait là un véritable foyer d'élévation locale de la température. Alors que le thermomètre, placé dans l'aisselle, donnait 37°,3, 37°,6, 37°,4, il marquait au creux épigastrique 38°,3, 38°,6, 38°,5, chiffres dont on appréciera bien l'élévation si l'on se rappelle que la température locale de l'épigastre est normalement de 35°,5 environ. Or, les belles recherches de M. Peter sur les températures locales normales et pathologiques ne nous donnent-elles pas le droit de supposer que cette hyperthermie épigastrique était en rapport avec la persistance d'un certain degré de phlogose, ou tout au moins d'une forte congestion de la muqueuse stomacale? La chose paraît d'autant plus vraisemblable, que simultanément, chez notre malade, nous avons vu l'appétit revenir avec son intensité habituelle, et la température épigastrique s'abaisser.

Nous n'avons pu recueillir d'autres faits du même genre, mais celui-là nous a paru intéressant et d'autant plus probant, que chez d'autres typhiques, soumis en même temps à notre observation, rien de pareil n'existait.

Dans des cas beaucoup plus graves, on voit, au moment de la convalescence, les vomissements se montrer tout à coup, devenir de plus en plus fréquents, et amener une véritable et dangereuse intolérance gastrique. Trousseau (1), le premier, a décrit cette grave complication et en a indiqué la pathogénie et le traitement : « Ces vomissements, dit-il, se manifestent surtout chez les individus exténués par l'abstinence à laquelle ils ont été condamnés. Il semble que l'estomac et les intestins, ayant perdu l'habitude des fonctions qui leur sont departies, ne puissent plus rien digérer. » Sans vouloir insister davantage sur ces accidents gastriques bien connus, il nous semble qu'on pourrait peut-être les rapprocher de ces lésions stomacales observées chez les sujets affaiblis par une longue inanition, telles, par exemple, les gastropathies que M. le professeur Parrot (2) a décrites dans le cours de l'athrepsie, telles encore ces petites ulcérations de la muqueuse stomacale que notre cher maître, M. Landouzy, a constatées chez de jeunes chiens qui avaient succombé par le fait d'une alimentation insuffisante (Société anatomique, 1873).

En Allemagne, Griesinger (3), Hoffmann (4), ont observé des faits analogues, ont vu, à la suite de fièvres typhoïdes graves, l'estomac perdre presque complètement son pouvoir digestif, une véritable apepsie se produire, et la mort survenir dans le marasme à la suite de vomissements presque incoercibles. Tuckwell (5) cite un fait de même ordre, et, malgré l'absence de tout examen histologique dans ces différents cas, il est difficile de ne pas penser, en les lisant, à ces

(1) *Clin. méd.*, t. I, p. 264.

(2) *L'athrepsie*, p. 247.

(3) *Loc. cit.*

(4) *Unters ueber die path. anat. Veränderungen der Organe beim Abd Typh.* Leipsick, 1869.

(5) *Loc. cit.*

dégénérescences granulo-graisseuses des épithéliums glandulaires, dont nous avons signalé la fréquence. On comprend que l'élément sécréteur des glandes stomacales perde ses aptitudes fonctionnelles, en même temps qu'il perd sa structure normale, et qu'il reste inerte et incapable de tout travail digestif utile, si, pendant la convalescence, il ne peut se rajeunir et retrouver sa vitalité primitive. Ce n'est point là, du reste, une simple vue de l'esprit, car, dans un cas de mort par vomissements incoercibles survenus pendant la convalescence de la fièvre typhoïde, notre maître, M. Hanot (1), a constaté que les glandes de la muqueuse stomacale étaient atrophiées, réduites à un tiers environ de leur hauteur normale, et que leur épithélium était entièrement dégénéré et graisseux.

Ces faits de perversion fonctionnelle d'un organe, persistant même après le décours de la dothiénentérie, ne peuvent-ils se comparer à peu près à ces troubles cérébraux, à ces manies post-typhoïdes de la convalescence (2)? Dans les deux cas, et sans vouloir forcer les analogies, n'y a-t-il pas à la fois altération de structure et de fonctionnement, et défaut ou insuffisance du travail de restauration cellulaire? Il nous semble que ce sont là, sur des théâtres organiques différents, des faits de même ordre, et qu'il n'est pas sans intérêt de rapprocher.

VI

Dans tout ce qui précède, nous n'avons envisagé que les

(1) Communication orale.

(2) Bucquoy et Hanot, *Arch. gén. de méd.*, juillet 1881.

troubles divers qui paraissent relever de lésions inflammatoires de la muqueuse gastrique. Nous rappellerons, sans y insister davantage, que, dans le cours de la dothiénentérie, la tunique musculaire de l'estomac peut se paralyser plus ou moins complètement, suivant la loi établie par Stokes. Ainsi s'explique le tympanisme stomacal dont la percussion permet de constater souvent l'existence et le degré. Parfois même, comme dans un cas que nous avons observé, le ballonnement de l'estomac est assez notable pour produire un relief sensible à la vue, et dessiner sous la paroi l'organe distendu par le gaz, et cela pendant toute la période d'activité de la maladie. C'est là un détail qui, si peu important qu'il paraisse, ne doit pas être négligé ; il indique la participation de l'estomac au travail inflammatoire, et commande par conséquent la plus grande prudence pour la reprise de l'alimentation.

Si cette paralysie des couches musculaires de l'estomac persiste, même une fois la fièvre typhoïde terminée, la dilatation de l'organe peut en résulter d'une façon permanente, et entraîner à sa suite une série de troubles dyspeptiques. Des faits de ce genre ont été observés (1). Nous ne pouvons que les signaler.

VII

Avant de terminer cette étude, nous devons nous demander quel rang il convient d'assigner aux déterminations gastriques, dans la hiérarchie des symptômes morbides si variés de la dothiénentérie. Existe-t-il une forme gastrique

(1) Lepoil, *Thèse de Paris*, 1878.

de la fièvre typhoïde, telle que l'entendaient les auteurs de la fin du siècle dernier, et suffit-il que les phénomènes locaux, relevant des lésions propres de l'estomac, puissent se montrer prononcés et persistants, pour justifier une telle dénomination? Nous ne le pensons pas, et ne pouvons faire mieux que de nous ranger à l'opinion exprimée par notre maître éminent, M. le professeur Jaccoud (1) : « Une prédominance symptomatique peut bien faire une variété clinique, mais elle ne suffit pas pour constituer une forme morbide. Où serait la limite d'une semblable division, fondée uniquement sur l'intensité de certains symptômes ou de certaines déterminations faisant partie intégrante de la maladie? »

Rien n'est plus juste que cette remarque, et nous croyons que depuis les cas les plus légers jusqu'aux cas les plus intenses, les phénomènes gastriques constituent non une forme spéciale, mais une détermination plus ou moins sérieuse de la dothiénentérie, un syndrome qui souvent peut manquer, qui souvent aussi peut acquérir une réelle importance, soit par ses conséquences immédiates et actuelles, soit par les difficultés qui en résultent pour la reprise de l'alimentation, au moment où le typhique devient apyrétique et convalescent.

(1) *Loc. cit.*, t. II, p. 822.

CHAPITRE IV

Diagnostic, pronostic, traitement.

Cette partie de notre étude sera nécessairement la plus brève, puisqu'elle n'est guère que la conclusion pratique de tout ce qui précède.

Nous n'avons pas besoin de répéter que, dans les cas où elles existent, les déterminations gastriques de la fièvre typhoïde se reconnaissent moins par un signe que par un ensemble, une réunion de symptômes. Quant à revenir sur chacun de ceux-ci, nous ne le croyons point nécessaire : nous avons vu quels étaient les caractères et le siège des points douloureux de l'épigastre et des pneumogastriques, comment et dans quelles conditions les vomissements se produisaient et pouvaient révéler une lésion inflammatoire de l'estomac. Revenir sur tout cela, ne serait qu'une redite inutile et sans profit.

Nous savons également jusqu'où peuvent aller les phénomènes gastriques, et quelle gravité ils peuvent prendre.

Sans parler des cas exceptionnels où l'on a pu observer des hématémèses abondantes, nous avons vu que l'intolérance gastrique pouvait apporter un obstacle des plus sérieux soit à l'alimentation du malade, soit même à son traitement, en forçant à laisser de côté des médicaments souvent très utiles, tels que l'extrait de quinquina, le sulfate de quinine, etc.

Quant aux indications thérapeutiques spéciales qui peuvent résulter des déterminations gastriques de la dothiénentérie, elles sont simples et bien connues aujourd'hui de tous les médecins. Avant tout, elles sont préventives; pendant l'évolution fébrile elle-même, nourrir le typhique, mais le nourrir d'aliments qui ne puissent fatiguer les voies digestives, tout en entretenant, jusqu'à un certain point, la réparation organique : le bouillon, le lait, les potages légers, les boissons vineuses, répondent à cette double indication. Au moment où la fièvre tombe, deux cas peuvent se présenter : ou bien l'appétit reparaît, impérieux et redoublé par une longue abstinence; ou les voies digestives demeurent torpides, indifférentes, l'estomac reste dilaté et tympanique, l'épigastre est le siège d'une température locale surélevée, indices d'une résolution lente et imparfaite de la phlegmasie gastrique. Dans les deux cas, mais surtout dans le second, la prudence la plus grande est de rigueur; le médecin ne doit pas oublier que, suivant l'expression si vraie de notre maître, M. Peter, la convalescence de la fièvre typhoïde est presque une seconde maladie. Ce n'est donc que peu à peu que l'alimentation sera permise de nouveau, et suivant des règles générales que nous n'avons pas à rappeler ici.

Contre les vomissements répétés et tenaces, survenus au cours de la dothiénentérie, on pourra recourir aux boissons glacées et surtout à la révulsion externe sous sa forme la plus efficace, les vésicatoires volants appliqués au creux de l'épigastre.

Si l'intolérance gastrique se manifeste plus tardivement, alors que la fièvre est déjà tombée, mais souvent à la suite d'une reprise prématurée ou imprudente de l'alimentation, a situation peut devenir beaucoup plus grave, puisque, dans bien des cas, la mort a été le dénouement de cette complication redoutable. Ici encore, c'est à la révulsion qu'il faudra recourir, mais aussi et surtout à un régime approprié : peu de liquides, des aliments qui sous le minimum de volume soient au maximum digestibles et réparateurs, telle est la formule établie par Trousseau, et restée depuis lors classique.

Ajoutons en terminant, que c'est en partie probablement à l'adoption de ces règles hygiéniques et thérapeutiques si simples, que nous devons de voir les déterminations gastriques de la fièvre typhoïde devenir bien moins fréquentes et moins intenses qu'elles ne l'étaient autrefois.

CONCLUSIONS

1° L'estomac peut être le siège, dans le cours de la fièvre typhoïde, de lésions inflammatoires multiples et plus ou moins profondes.

2° Ces lésions débutent dans la région sous-glandulaire de la muqueuse, au niveau des points lymphatiques que l'on y rencontre normalement.

3° L'accumulation de cellules embryonnaires, commencée en ces points, tend à se diffuser, à s'étendre, soit en largeur, soit en hauteur. Elle peut amener, par places, la formation de véritables abcès miliaires qui s'ouvrent dans la cavité de l'estomac.

4° En même temps apparaissent des lésions vasculaires, soit par stase et thrombose, soit, plus fréquemment, par inflammation des radicules lymphatiques, des veines et des artères.

5° L'épithélium des glandes stomacales peut revenir à l'état embryonnaire et prendre la forme cubique, ou subir la dégénérescence granulo-graisseuse.

6° Dans des cas rares, on peut observer de véritables ulcérations de l'estomac, variables comme profondeur et comme étendue.

7° Cliniquement, ces diverses déterminations gastriques de la fièvre typhoïde ont pour signes principaux : les vomissements plus ou moins répétés, la douleur provoquée par la pression de l'épigastre, et, au cou, des nerfs pneumogastriques; parfois enfin l'élévation locale de la température épigastrique.

8° Les formes graves et typiques de ce syndrome sont assez rares, les formes atténuées et dissociées sont plus fréquentes.

9° Les phénomènes d'intolérance gastrique peuvent s'aggraver assez pour constituer une sérieuse complication, et entraver, soit l'alimentation, soit le traitement du malade.

10° Toutes les fois que, pendant la convalescence, on observera de l'anorexie persistante, de la douleur épigastrique, de la distension gazeuse de l'estomac, le tout souvent avec une élévation de la température locale, on devra n'alimenter le malade qu'avec une extrême prudence, sous peine de l'exposer à des accidents sérieux.

OBSERVATIONS

Nous n'avons voulu rassembler ici qu'un petit nombre d'observations qui nous ont paru typiques, soit au point de vue des lésions, soit au point de vue des symptômes. Quant aux cas très nombreux qui nous ont servi pour nos recherches histologiques, il nous a semblé que les rapporter serait plus long qu'utile, plus fastidieux qu'intéressant.

OBSERVATION I (personnelle). — *Fièvre typhoïde à forme cérébro-spinale. — Mort. — Ulcérations de l'estomac.*

Augustine G..., âgée de vingt-quatre ans, entre le 10 février 1881 dans le service de M. le professeur Jaccoud.

Cette femme, bien portante jusqu'à présent, mais fatiguée et surmenée, est alitée depuis trois jours; mais, cinq à six jours auparavant, elle avait commencé à se sentir malade. D'abord s'était montré un malaise général, avec courbature, sensation de brisement, puis des céphalées, des vertiges, de l'insomnie, des épistaxis répétées, mais peu abondantes. Pas de vomissements. Constipation, malgré l'administration de deux purgatifs salins.

Actuellement, le facies est congestif, indifférent, déjà presque typhique; la langue est blanche au centre, un peu rouge sur les bords, le ventre naturel sans météorisme ni douleur; la rate est augmentée de volume; quelques râles sonores dans la poitrine; pas d'albumine dans les urines. — Température, soir, 39°,5.

Le 11, tempér., mat., 38°,5; tempér., soir, 39°,6. — Traitement : potion cordiale avec alcool, 40 grammes, et extrait de quinquina; 4 grammes lait, limonade vineuse, six lotions froides. — On distingue sur le ventre, la poitrine et le dos, quelques taches rosées peu volumineuses.

Le 12, des phénomènes nouveaux et très inquiétants se montrent tout à coup : la malade qui, jusqu'alors, répondait sans peine aux questions qu'on lui posait, tombe dans un mutisme absolu dont elle n'est plus sortie jusqu'à la fin de sa maladie. Les yeux sont ouverts et conservent leur expression naturelle, mais le cou est raide, la mâchoire contracturée par un trismus qui devient encore plus intense si l'on veut faire boire la malade, lui ouvrir la bouche, ou examiner la langue, toutes choses qui sont à peu près impossibles. — Tempér., mat., 37°,5; tempér., soir, 38°,6. — Traitement : douze ventouses scarifiées à la nuque.

Le 13, tempér., mat., 37 degrés; tempér., soir, 38°,2. Même état, mais encore aggravé. — Constipation persistante malgré l'emploi quotidien de lavements laxatifs.

Le 14, tempér., mat., 39 degrés; tempér., soir, 39°,6. — Le facies est de plus en plus vultueux et adynamique; trismus intense; raideur de toute la colonne rachidienne, qui semble ne former qu'une seule pièce. Tremblement des mains, avec soubresauts tendineux; analgésie presque complète de la surface cutanée; pouls petit et rapide, sans irrégularités. La malade peut à peine boire quelques gorgées de bouillon. Vésicatoire à la nuque.

Mort le 15 au matin.

Autopsie, vingt-six heures après le décès.

Le cerveau présente une congestion intense des méninges;

ces membranes sont d'un rouge vif, surtout au niveau des faces antéro-externes des lobes frontaux; elles s'enlèvent facilement et n'adhèrent pas à la substance grise des circonvolutions, mais celle-ci présente, dans les mêmes régions, un piqueté très fin, rose vif, et résistant au lavage. Congestion notable des vaisseaux bulbo-protubérantiels qui, sur des coupes, forment des stries rougeâtres traversant perpendiculairement la substance nerveuse. Pas d'exsudats ou d'épanchement ventriculaire.

Les poumons sont d'un rouge noir, gorgés de sang, mais ils crépitent encore, et ne présentent que de la congestion portée à son maximum, sans traces de splénisation.

Le myocarde est pâle et flasque; les cavités cardiaques contiennent un sang noir à peine coagulé. Un peu d'athérome de la mitrale.

Les reins, comme le foie, sont ramollis, œdémateux, violacés; la rate est de volume normal, mais presque diffluente.

L'estomac est de capacité normale, et contient une faible quantité d'un mucus brunâtre. La teinte générale de la muqueuse est d'un gris rosé. A 1 centimètre du pylore environ, se détachent nettement deux ulcérations, ayant à peu près la forme et les dimensions d'une grosse lentille; elles sont très rapprochées l'une de l'autre; leurs bords sont taillés en biseau; leur fond, déprimé, rouge vif, tranche sur la pâleur de la muqueuse avoisinante. Elles ressemblent assez, comme forme et comme aspect, aux ulcérations des vésicules solitaires d'herpès génital.

Sur les faces antérieure et postérieure de l'estomac, la muqueuse est semée d'un piqueté rouge vif, formé de points disséminés, ou agminés en plaques grandes comme des pièces de 50 centimes, ou, au niveau du grand cul-de-sac et près de la petite courbure, réunis en traînées allongées, d'un beau rouge, et situées dans les intervalles que laissent entre eux les plis saillants de la muqueuse.

L'intestin grêle est sain excepté dans son dernier mètre. A ce niveau, les follicules clos, isolés ou agminés, sont tuméfiés, pustuleux, très vascularisés à leur pourtour. Leur surface présente çà et là de petites ulcérations ou des eschares encore adhérentes et colorées en jaune par les matières fécales; mais nulle part on ne trouve d'ulcérations totales, confluentes, comme celles qui surviennent à la fin du deuxième septénaire.

Dans le cæcum, les follicules sont acuminés, saillants, et présentent à leur sommet de petites eschares jaunes et adhérentes. Deux petites ulcérations superficielles occupent le bord libre de la valvule de Bauhin.

Les ganglions mésentériques sont volumineux, ramollis, d'un rouge violacé, surtout dans leur substance corticale.

Observation II (personnelle). — *Fièvre typhoïde. — Broncho-pleuropneumonie. — Mort. — Ulcérations de l'estomac.*

Guillaume Clouis, vingt-six ans, entré le 8 septembre 1881 dans le service de M. le professeur Jaccoud.

Ce malade n'est à Paris que depuis cinq mois. Il a été pris, huit jours avant son entrée à l'hôpital, de céphalées, d'insomnie, d'anorexie et de diarrhée, de perte complète des forces; pas d'épistaxis, ni de vomissements.

Actuellement Guillaume Clouis est très affaissé, presque inerte, ne réagissant à aucune excitation extérieure. Le ventre est légèrement ballonné, un peu douloureux au niveau de l'épigastre. De nombreuses taches ombrées se voient au niveau des plis inguinaux et axillaires; quelques taches rosées.

L'appareil pulmonaire est le siège d'une congestion précoce et intense, et la poitrine est pleine de râles sibilants et ronflants, mélangés, surtout à la base droite, de râles sous-crépitants.

Traitement : potion cordiale alcoolisée avec extrait de quinquina ; lotions vinaigrées ; ventouses sèches.

Le 11 septembre, la toux est devenue plus fréquente. Dans la moitié inférieure du poumon droit, submatité, souffle bronchique, et, à la périphérie, râles sous-crépitants fins, nombreux et inégaux. Dans le quart inférieur du poumon gauche, foyer de râles analogues, sans souffle. Six ventouses scarifiées à la base droite.

Le 12, pas d'amélioration ; adynamie extrême, sans délire ni agitation ; souffle tubaire intense dans la même étendue à droite, souffle doux moins net à la base gauche ; pas d'expectoration ; même diarrhée.

Le 13, oppression croissante. Cyanose de la face, sueurs abondantes. Vésicatoire à la base droite.

Le 14, même état.

Le 15, au souffle tubaire qu'on entendait la veille, dans les deux tiers inférieurs du poumon droit, a succédé un silence presque complet. Mort dans la nuit.

Autopsie, dix-sept heures après la mort.

L'estomac est de capacité normale ; la région pylorique est semée de bouquets vasculaires d'un rose vif. Au niveau de la partie moyenne de la face antérieure existent deux petites ulcérations, grosses comme des grains de chènevis environ, paraissant intéresser toute l'épaisseur de la muqueuse, à bords rouge vif et légèrement surélevés. Au niveau de la grosse tubérosité, plaques hémorrhagiques dans la couche profonde de la muqueuse, formant des taches noires, lenticulaires, au nombre de 6 à 8, assez rapprochées, et entourées d'une zone congestive très prononcée.

La plèvre droite contient 1 litre de liquide environ. Le lobe inférieur tout entier, du même côté, est splénisé, rouge noirâtre, lisse à la coupe, compact et non crépitant. Dans le lobe moyen, on trouve un autre gros noyau bronchopneumonique, du volume d'un abricot environ, dur, violacé.

Dans le bord postérieur et le bord externe du lobe inférieur gauche, se trouvent disséminés plusieurs noyaux gros comme des noisettes, de même aspect et de même âge.

Dans l'intestin grêle, la valvule cæcale et les 50 centimètres qui la précèdent, présentent une infiltration en masse de la muqueuse, qui est rosée, mamelonnée, et friable, sans ulcération. Plus haut, les plaques de Peyer sont seules épaissies et quelques-unes déjà en voie d'ulcération. Dans le cæcum, quelques pertes de substances lenticulaires et isolées ; tuméfaction violacée des ganglions mésentériques.

Congestion intense du foie et des reins ; turgescence et friabilité de la rate.

Observation III (personnelle).— *Fièvre typhoïde adynamique. Mort. — Ulcérations de l'estomac.*

Séraphin S..., âgé de vingt-trois ans, entre le 5 octobre 1881 dans le service de M. le professeur Jaccoud.

Ce malade est un Italien qui n'habite Paris que depuis six mois, et vit dans les plus mauvaises conditions hygiéniques de privations et de surmenage. Depuis huit jours il a été pris brusquement de céphalée, de perte complète de forces et de l'appétit, de diarrhée, de toux et d'insomnie. Pas d'épistaxis ni de vomissement.

Actuellement, le facies est congestif et déjà adynamique ; le ventre est normal, indolent, sans zone douloureuse, et présente quelques taches rosées, la rate est légèrement tuméfiée.

Les urines sont troubles et faiblement albumineuses. Le pouls est mou, dicrote, dépressible. Quelques râles sibilants dans la poitrine.

Traitement : lotions vinaigrées, limonade vineuse, potion alcoolisée à l'extrait de quinquina, ventouses sèches.

Le 5, température le soir, 39°,4; le 6, température le matin, 39°,5.

Le 7, épistaxis très abondante, altération terreuse des traits, collapsus adynamique; température matin, 38°,5; température soir, 38 degrés. Injection sous-cutanée d'ergotine.

Le 8, température matin, 39 degrés; soir, 39°,6. Adynamie extrême, respiration précipitée et bruyante, pouls filiforme, cyanose de la face. Mort dans la nuit au douzième jour de la maladie.

Autopsie. — L'estomac présente sa capacité normale. Dans la région pylorique, la muqueuse est épaissie, mamelonnée, et d'un gris rosé. Au niveau du tiers moyen de la face antérieure, se détachent quatre petites ulcérations disséminées, circulaires, atteignant les dimensions d'une lentille environ; leurs bords sont taillés en biseau, leur fond est rosé.

La muqueuse de l'iléon est boursouflée, infiltrée en masse au niveau de ses 25 derniers centimètres et de la valvule de Bauhin; plus haut, tuméfaction rosée des plaques de Peyer, légère tuméfaction des ganglions mésentériques.

La rate est volumineuse, ramollie. Congestion et ramollissement des reins et du foie. Congestion intense des poumons.

Cœur flasque, jaunâtre, distendu par des caillots cruoriques.

Observation IV (résumée). — *Fièvre typhoïde compliquée de pneumonie, de dysentérie diphthérique et d'ulcère gastrique. — Mort. — Autopsie.* (M. Collingwood, *Revue médicale de la Suisse romande*, 1881, n° 6, p. 366.)

E. A..., âgée de vingt-quatre ans, entre le 12 octobre 1880 dans le service de M. le professeur Sydney Ringer, au neuvième jour d'une fièvre typhoïde bien caractérisée; diarrhée, céphalalgie, malaise, prostration, langue sèche, râles sonores des deux côtés de la poitrine. Tempér., 39°,8.

Cette femme a eu un accouchement gémellaire il y a quatre mois, suivi d'une hémorrhagie, et a souffert de grandes privations.

La maladie suit sa marche régulière et s'améliore même légèrement pendant les premiers jours. Le 17, la température ne s'élève qu'à 39°,3.

Le 18, la malade est prise, pour la première fois, de nausées, et vomit des matières aqueuses fortement teintées de bile; tempér., soir, 39°,1.

Le 19, tempér., soir, 40 degrés.

Le 20, tempér., mat., 39°,1; la diarrhée et les vomissements augmentent, la nourriture pancréatisée elle-même est rejetée. Les selles sont foncées et mêlées de lait caillé.

Le 21, tempér., mat., 40°,1; tempér., soir, 40°,5. La prostration est augmentée, la malade se plaint de souffrir du ventre, bien que cette région ne soit ni douloureuse à la pression, ni tympanisée. Aucun signe de péritonite. La bronchite n'a pas augmenté. Les nausées sont plus prononcées; bouche amère; assoupissement.

Le 22, légère amélioration; langue sèche et couverte de fuliginosités, ainsi que les lèvres et les dents. Les nausées persistent.

Le 23, la température tombe le matin de bonne heure à 39 degrés; collapsus profond, pouls à 140, irrégulier. On injecte sous la peau 10 gouttes d'éther, ce qui amène un mieux sensible. La température continue à descendre, et atteint 35°,4 à onze heures du matin. Les vomissements et la diarrhée continuent. On interdit tout aliment par la bouche, sauf le champagne et la glace; sinapisme à l'épigastre; potion au bismuth et à la morphine.

Dans la journée, diminution des nausées; lavements nutritifs qui sont gardés.

Le 24, on continue les lavements nutritifs. Les nausées ont beaucoup diminué; un peu de brandy et de thé de bœuf, administrés par la bouche, sont conservés; pouls 140, un peu plus ferme, mais encore irrégulier.

Les jours suivants, l'état se maintient à peu près le même; grande faiblesse, la température baisse lentement. Même régime, avec addition de koumis pris par la bouche et qui n'est pas rejeté. La diarrhée est modérée par des lavements amidonnés et opiacés. Même état de la poitrine et de l'abdomen.

Le 28, nausées moindres, mais la malade ne garde plus les lavements. Elle a eu depuis la veille quatre selles mêlées d'un sang rutilant. Injection sous-cutanée d'ergotine. Légères traces d'albumine dans l'urine.

Le 29, la prostration est plus marquée. La température oscille entre 38°,5 et 39°,2; sa marche a changé de caractère à partir de la veille : elle a monté et descendu pendant tout le jour et la nuit, sans présenter la rémission matinale et l'élévation vespérale. Vomissements toujours pénibles, diarrhée à peu près la même, le sang reparaît dans les selles. On donne alternativement des lavements amidonnés et opiacés, et des lavements nutritifs.

Le 30, à onze heures du matin, tempér., 38°,5; trois vomissements, la malade a gardé une assez grande quantité de champagne et d'essence de bœuf. On trouve à l'auscultation de la partie antérieure de la poitrine une respiration bruyante et bronchique, mais pas de râles ni de crépitations, la faiblesse de la malade empêche d'ausculter la partie postérieure de la poitrine. Pouls, 140.— A sept heures du soir, grande aggravation; la température est tombée à 37°,7; le pouls radial est imperceptible, il est très irrégulier et rapide dans les carotides. Langue sèche et fuligineuse, subdélirium, la malade a une apparence cadavérique qui contraste avec la légère rougeur du visage le matin. L'état continue à s'aggraver jusqu'au 31 à midi ; respiration très embarrassée, température rectale, 35°,1 ; mort à une heure quarante-cinq minutes. Le pouls radial n'a pu être senti pendant les dix-huit dernières minutes.

Autopsie, vingt-quatre heures après la mort.

Pas de rigidité cadavérique. L'intestin grêle présente au niveau de la partie inférieure de l'iléon une vingtaine d'ulcérations typhoïdes situées des deux côtés de la valvule de Bauhin. Les ganglions voisins sont légèrement tuméfiés. Les glandes solitaires du gros intestin, sur l'espace de quelques pouces audessous de la valvule, sont ulcérées. La muqueuse présente une congestion générale, et des taches foncées, brunes ou noires.

A la partie supérieure du côlon descendant, on trouve à la surface de la muqueuse une plaque pseudo-membraneuse, ressemblant exactement aux fausses membranes de l'angine diphthérique. Elle est un peu plus petite qu'un écu de 5 francs, et est un peu difficile à enlever. Examinée au microscope, elle présente quelques légères traces de formation pseudo-membraneuse. On ne trouve nulle part ailleurs de plaques analogues.

L'estomac présente, dans la partie de la grande courbure voisine du cardia, trois petites ulcérations de la grandeur d'une pièce de 50 centimes, à bords taillés à pic, mais non épaissis. La muqueuse stomacale est irrégulièrement tachée.

Le lobe supérieur du poumon droit est le siège d'une pneumonie, et présente un état congestif passant par places à l'hépatisation rouge.

Le lobe inférieur est un peu congestionné. Le poumon gauche ne présente aucun point hépatisé ; le lobe inférieur, ainsi que les parties inférieures et postérieures du lobe supérieur, sont congestionnés.

Les valvules du cœur sont saines ; le tissu cardiaque est pâle, et sa consistance paraît diminuée.

Observation V (Millard, *Société médicale des hôpitaux*, 8 décembre 1876). — *Fièvre typhoïde, péritonite généralisée. — Gastrorrhagie. — Mort. — Ulcérations de l'estomac.*

Raoul P..., quinze ans et demi, employé de commerce, entre le 3 novembre 1876 dans le service de M. le docteur Millard.

Né à Sens, il est à Paris depuis six mois, n'a pas d'habitudes alcooliques, et n'accuse pas de maux d'estomac antérieurs.

Depuis le 25 octobre, courbature, céphalalgie, éblouissements, anorexie, diarrhée, pas d'épistaxis.

A l'entrée, forme légèrement adynamique; le malade est abattu, mais répond très bien aux questions qui lui sont faites. Le pouls est fréquent, la peau chaude, sans sécheresse. La langue est sèche, rouge à la pointe; le ventre n'est pas ballonné; légère douleur à la pression; gargouillement très manifeste dans la fosse iliaque droite. Peu de râles dans la poitrine. Quelques taches rosées lenticulaires sur l'abdomen.

Jusqu'au 15 novembre la maladie reste bénigne et marche régulièrement vers la guérison.

Le 16, depuis trois heures du matin, il existe une douleur très vive dans tout l'abdomen; son début a été brusque au dire du malade. Cette douleur est très augmentée par les mouvements et surtout par la pression. Pas de météorisme ni de nausées ou de vomissements. Les selles sont toujours diarrhéiques et aussi fréquentes. Le malade est couché sur le dos; sa figure exprime la souffrance et l'abattement. Pouls petit, fréquent, à 108. — Tempér., mat., 39°,6.

Traitement: potion avec 10 centigrammes d'extrait gommeux d'opium; injection de morphine; glace, peu de boissons; pas de vin; diète et vésicatoire sur le ventre; immobilité autant que possible. — Tempér., soir, 37°,9.

Le 17, grand abattement. Pouls à 96.—Tempér., mat., 36°,8. — Pas de vomissements; ventre très dur, très douloureux, légèrement ballonné.

Le 18, traits tirés; face très amaigrie depuis deux jours; pouls très petit et très fréquent à 140. Ventre toujours dur et douloureux, avec gargouillement; un peu de diarrhée, pas de vomissements. Vésicatoire sur le ventre.

Le 19, hier, vomissements verdâtres à quatre ou cinq reprises. Le ventre est dans le même état.—Tempér., mat., 37°,4. — Tempér., soir, 37°,3. — Diagnostic : péritonite par propagation plutôt que par perforation (à cause de la lenteur de la marche). On cesse l'opium, on continue la potion de Todd. Cataplasme laudanisé sur le ventre; un peu de bouillon glacé.

Le 20, facies moins abattu que les jours précédents. Nouveaux vomissements dans la journée d'hier. Le ventre paraît moins dur, moins météorisé, moins douloureux. Pouls toujours petit et fréquent. — Tempér., mat., 37°,5.

Le 21, les vomissements persistent. L'abdomen ne présente plus l'amélioration qu'il paraissait offrir hier.

Le 22, les vomissements ont diminué de fréquence. Les selles sont assez rares; peu de diarrhée. Pouls très petit, très rapide. Peau froide. — Tempér., mat., 37°,2. — Tempér., soir, 37 degrés.

Le 23, l'état général semble s'être amélioré. La langue est moins chargée; les vomissements de moins en moins fréquents; mais l'abattement est toujours aussi grand. Pouls à 116. — Tempér., mat., 37°,2.

Le 24, même état. On essaye de faire manger le malade, qui aussitôt vomit tout ce qu'il prend; pas d'appétit.

Le 25, encore quelques vomissements. Huile de ricin, 15 grammes.

Le 27, le malade maigrit de plus en plus; la langue devient

sèche.—Tempér., mat., 37°,6.— Les vomissements ont cessé. Le ventre est plutôt rétracté que ballonné. A deux heures, le malade est pris de vomissements sanguinolents, bientôt suivis d'un vomissement de sang presque pur. Le sang est noir, en caillots, un de ces caillots était si gros qu'il remplissait la bouche; il provient évidemment du tube digestif et pèse 150 grammes environ. Rien par le nez.

Le 28, depuis hier, plusieurs vomissements ayant un aspect fécaloïde, mais qui sont tout simplement de la régurgitation bilieuse; les selles, noirâtres, contiennent du sang. L'état général n'a pas changé. Décubitus latéral droit. Quelques râles sous-crépitants à la base droite. — Tempér., mat., 37 degrés.

Le 29, abattement et amaigrissement extrêmes. Le malade répond à peine aux questions. Quelques vomissements ayant tout à fait l'aspect d'une sauce de civet. Les selles ont perdu leur aspect noirâtre.

La mort survient à une heure du soir, sans accidents particuliers.

Autopsie, quarante-quatre heures après la mort.

Abdomen : pas de gaz dans la cavité péritonéale. Le feuillet pariétal est en contact avec le grand épiploon et l'intestin; il leur adhère même sur la plus grande partie de son étendue.

Les circonvolutions intestinales, couvertes de fausses membranes noirâtres, sont adhérentes entre elles. Les adhérences se rompent très facilement. Le tout est enduit d'un pus crémeux, très épais, d'une belle couleur jaune. Il s'écoule à peu près un demi-litre de pus quand on retourne le cadavre.

Dans l'œsophage, existe une desquamation épithéliale prononcée, surtout au voisinage de l'estomac. L'épithélium se détache par lamelles, comme l'épiderme de la main d'un scarlatineux.

Sur la muqueuse de la paroi antérieure de l'estomac, à 4 ou

5 centimètres du pylore, à 1 centimètre au-dessous de la petite courbure, on trouve une ulcération allongée transversalement, à grand axe à peu près parallèle à la petite courbure; ce grand axe, c'est-à-dire la longueur, est de 4 centimètres, la hauteur de 1 centimètre 1/2. Cette ulcération n'est pas infundibuliforme; ses bords forment bourrelet, sont irréguliers, mais taillés à pic, comme à l'emporte-pièce. Elle est très profonde, et intéresse toutes les tuniques de l'organe, sauf la tunique séreuse, qui, tout à fait transparente en certains points, est en d'autres points tapissée d'un détritus gris rougeâtre, mélangé de sang et de lambeaux sphacélés. Autour de cette ulcération la muqueuse n'est pas boursouflée et présente sa coloration normale. A la face postérieure, en un point correspondant à l'ulcération qui vient d'être décrite, existe une autre petite ulcération, parfaitement arrondie, à bords nets, taillés à pic; elle est peu profonde du reste, et ne paraît intéresser que la muqueuse; elle a le diamètre d'une grosse lentille. Un peu à droite, et au-dessous d'elle, on en trouve une autre de même dimension, mais tout à fait à son début. Le reste de la muqueuse stomacale ne présente rien de particulier et paraît sain.

Immédiatement au-dessous de la valvule pylorique, la muqueuse intestinale paraît piquetée et macérée sur une étendue de 4 centimètres environ. Puis, rien jusqu'à la dernière portion de l'iléon, où l'on trouve quelques plaques de Peyer, avec une coloration bleuâtre et une tuméfaction qui évidemment indiquent une récente cicatrisation.

Examiné par sa face interne, l'appendice iléo-cæcal apparaît recouvert de fausses membranes noirâtres, surtout à sa partie moyenne, laquelle est renflée et donne à l'appendice un aspect fusiforme. Il présente à son intérieur deux ulcérations longitudinales, d'environ 1 centimètre de longueur sur 4 à 5 millimètres de largeur. Le fond de ces ulcérations est grisâtre, et, en un point, aminci au point de constituer une perforation.

Rien de particulièrement intéressant dans les autres viscères.

Observation VI (résumée). — *Fièvre typhoïde, péritonite par propagation. — Mort. — Ulcérations sur la muqueuse gastro-intestinale.* (Josias, Thèse de Paris, 1881, p. 34.)

Constant M..., soixante ans, garçon marchand de vins, entre le 1er février 1880 dans le service de M. le docteur Rendu.

Cet homme n'a jamais été gravement malade ; il y a deux mois, il commença à tousser, mais cette toux fut de courte durée et ne présenta rien de spécial.

Le malade raconte que, depuis quinze jours à trois semaines, il est sujet à avoir des douleurs abdominales très vives, accompagnées de diarrhées ; ces douleurs se montreraient principalement au niveau de la région hypogastrique. Dès le début, il ressentit une courbature, une lassitude générales.

État actuel : facies souffrant ; pas de stupeur ; ni bourdonnements d'oreilles, ni troubles de la vue, ni épistaxis ; fièvre modérée.

Langue saburrale, haleine fétide, soif intense ; pas de vomissements.

Il n'y a pas de taches rosées sur l'abdomen. Celui-ci est uniformément ballonné, douloureux à la pression et à la percussion. La douleur siège principalement au niveau de la fosse iliaque droite. Diarrhée ; sensation pénible de brûlure interne.

Oppression intense ; les poumons ne présentent rien d'anormal.

Pas de dysurie ; urine chargée d'indican, sans albumine ni sucre.

Traitement : limonade vineuse ; potages, lait ; cataplasmes

en permanence sur le ventre; potion avec extrait de quinquina, 4 grammes, et sirop diacode, 20 grammes.

Le 18 février, même état. Douleur abdominale diffuse, avec maximum au niveau de la fosse iliaque droite, diarrhée légère; fièvre modérée.

Le 19, langue sèche; gardes-robes sanguinolentes très fétides; diarrhée. — Tempér., mat., 37°,4; tempér., soir, 39°,2. Vésicatoire sur la fosse iliaque droite; un quart de lavement amidonné laudanisé.

Le 20, les douleurs abdominales sont moins vives et siègent surtout au niveau de l'ombilic. Le foie est relativement petit. A la percussion, on trouve une matité peu étendue à la partie inférieure de l'abdomen (ascite). — Tempér. mat., 37°,2; tempér., soir, 37°,6. — Traitement : extrait thébaïque dans une potion; glace.

Le 21, la matité occupe surtout la fosse iliaque droite. Diarrhée moins fréquente; vomissements verdâtres, bilieux, porracés. — Tempér., mat., 37°,5; tempér., soir, 37°,6.

Le 22, la douleur de la région iliaque persiste. Vomissements, hoquet; diarrhée plus intense. — Tempér., mat., 37°,7; tempér., soir, 39 degrés.

Le 23, facies hippocratique; hoquet; douleur extrêmement vive; diarrhée diminuée; pouls petit, fréquent. — Tempér., mat., 37°,6.

Le soir, facies décomposé; refroidissement périphérique; douleur abdominale intolérable; vomissements; pouls filiforme. — Tempér., 37°,6.

Le 24, mort à neuf heures du matin.

Autopsie. — OEsophage : coloration jaune verdâtre de la muqueuse; quelques arborisations; pas d'ulcérations.

Estomac : la muqueuse est très amincie, et présente, sur un

grand nombre de points, des ulcérations inégales, irrégulières, d'un gris noirâtre; les unes circulaires, les autres ovalaires, et plus ou moins étendues. Elles siègent principalement au niveau de la petite courbure et de la région pylorique. Au niveau de ces ulcérations, il semble y avoir de véritables eschares noirâtres; en dirigeant un filet d'eau sur leur surface, on se rend nettement compte de leur aspect tomenteux, et l'on constate qu'elles sont déchiquetées. En outre, toute la muqueuse de l'estomac est très congestionnée et parsemée d'arborisations, véritables suffusions sanguines. Sur le pylore, mêmes ulcérations, rosées, lisses, ovoïdes, à grand diamètre transversal.

Le duodénum présente les mêmes lésions. La muqueuse est criblée d'ulcérations arrondies, à fond rougeâtre et à bords lisses, blanchâtres. Dans l'intervalle de ces ulcérations existe un pointillé hémorrhagique.

L'intestin grêle contient les mêmes lésions ulcératives de la tunique muqueuse. Quelques-unes de ces ulcérations sont très excavées, cratériformes. En approchant de la valvule iléo-cæcale, les ulcérations sont plus étendues, et, au voisinage de cette valvule, on en trouve quatre ou cinq ayant 5 ou 6 centimètres de diamètre; elles sont tapissées d'eschares gangréneuses qui intéressent toutes les tuniques de l'intestin. A ce niveau, le péritoine qui répond à cette portion de l'intestin ainsi altéré, est tapissé de fausses membranes épaisses. Il est probable, étant donnée l'absence de perforation intestinale, que la péritonite à laquelle a succombé le malade a pris son origine en ce point précis de l'intestin (péritonite par propagation).

Le gros intestin ne présente pas d'ulcérations. Les ganglions mésentériques sont très infiltrés, très hypertrophiés; ils présentent au centre une consistance qui confine à l'état caséeux.

Foie cirrhotique; rate petite, molle, diffluente. Poumons : le droit est congestionné; le gauche est moins congestionné et emphysémateux.

Péricarde très adhérent au cœur; cœur surchargé de graisse, flasque; myocarde décoloré, d'aspect brun foncé; plaques athéromateuses de l'aorte.

Cerveau sain; méninges congestionnées.

Observation VII (résumée). — *Fièvre typhoïde compliquée de gastrite avec vomissements bilieux.* — *Mort, autopsie et examen histologique.* (V. Cornil, *Société médicale des hôpitaux*, 25 juin 1880.)

Alexandre H..., vingt-sept ans, entré le 9 mai 1880, au n° 30 de la salle Saint-Antoine.

Cet homme a toujours été très bien portant; il est à Paris depuis plusieurs années. Il est malade et alité depuis trois semaines, avec une inappétence complète, avec une soif vive, de la céphalalgie, des nausées, des vomissements muqueux et bilieux. Il n'a de goût que pour les boissons acides. En même temps que ces vomissements, il a de la diarrhée.

État actuel : céphalalgie, malaise général, bourdonnements d'oreille, insomnie, fièvre; langue sèche, râpeuse, couverte d'un enduit blanc jaunâtre, rouge à la pointe et sur les bords; fuliginosités des lèvres et des dents, fétidité de l'haleine, sécheresse des narines. Il n'y a pas eu d'épistaxis, et le malade n'est pas abattu au point de ne pas répondre aux questions qu'on lui adresse.

La palpation de l'abdomen réveille une douleur siégeant au creux épigastrique et s'irradiant suivant les fausses côtes et la base du thorax. Le ventre est ballonné, tympanique; gargouillement iléo-cæcal.

Quelques taches rosées sur l'abdomen.

La rate est augmentée de volume, le foie normal, les urines chargées, de couleur brune, non albumineuses.

Le malade vomit depuis le début de sa maladie; chaque jour il rend, avec des efforts de vomissements, environ une demi-cuvette de mucosité verdâtre ; il a de la diarrhée.

Râles sibilants et ronflants disséminés dans les deux poumons; rien au cœur.

Traitement : cataplasmes froids sur le ventre, lait et bouillon froid en petite quantité, limonade, lavements purgatifs.

Les jours suivants, même état, mêmes vomissements. On fait une application de glace sur le ventre. Les taches rosées ont augmenté de nombre.

Hautes températures en plateau, entre 40 et 40°,4.

Le 17 mai, temp., mat., 38,2; cependant le malade paraît plus abattu; il se soulève difficilement de son lit. Il a ressenti un frisson pendant la nuit et éprouve un point de côté à la base du poumon gauche. Toux, crachats rouillés; submatité à la base gauche avec affaiblissement du murmure vésiculaire. Les vomissements de mucus verdâtre, qui n'avaient pas manqué un seul jour jusqu'ici, et qui survenaient plusieurs fois par jour, ont cessé depuis hier au soir. Tempér., soir, 39°,1.

Le 18, le malade a déliré un peu pendant la nuit. Pas de vomissements. — Tempér., mat., 38°,3; tempér., soir, 39°,3.

Le 19, tempér., mat., 37°,4; tempér., soir, 39°,2; pas de vomissements.

Le 20, tempér., mat., 38°,2; tempér., soir, 39°,2. Submatité à la base gauche, avec souffle tubaire et bronchophonie, sans râles crépitants. Les vomissements bilieux reparaissent.

Le 21, vomissements abondants le matin. Affaiblissement extrême, dyspnée, cyanose, faiblesse du pouls. Mort à onze heures du matin.

Autopsie. — Pneumonie fibrineuse du lobe inférieur gauche, à la période d'hépatisation rouge. Cœur normal comme volume, contenant des caillots cruoriques dans ses cavités droites.

Dans l'intestin, au niveau du cæcum, ulcérations de 7 à 8 millimètres, intéressant toute la muqueuse, à bords saillants et taillés à pic.

La première plaque de Peyer à partir du cæcum montre une ulcération de 7 millimètres environ siégeant à la partie inférieure de la plaque, qui, dans le reste de son étendue, est simplement tuméfiée.

60 centimètres plus haut, on trouve une plaque de Peyer épaissie, réticulée, et, à côté, un follicule isolé, tuméfié et ulcéré.

Les ganglions mésentériques sont tuméfiés, aplatis, discoïdes, très rouges à la coupe.

La rate est grosse, mollasse et friable.

L'*estomac* est fortement congestionné, et sa muqueuse est parsemée de petites ecchymoses très rapprochées les unes des autres, surtout dans le grand cul-de-sac et suivant la petite courbure. La région pylorique est mamelonnée. La muqueuse paraît partout plus épaisse et plus dense qu'à l'état normal, plus intimement unie avec le tissu cellulaire sous-muqueux et avec es couches musculaires sous-jacentes.

Examen microscopique de l'estomac. — Plusieurs morceaux de l'estomac pris en différents points, à la région du grand cul-de-sac et à la région pylorique, ont été placés successivement dans le liquide de Müller, la gomme et l'alcool.

Les coupes, perpendiculaires à la surface, montrent à la surface de la muqueuse, se prolongeant dans toute la couche glandulaire, des vaisseaux très turgides, surtout des veines, et, au niveau des ecchymoses visibles à l'œil nu, des capillaires et des veinules dilatés formant un réseau. Les glandes ne sont pas notablement modifiées ; mais le tissu conjonctif superficiel qui sépare leurs orifices, montre des renflements libres, remplis de cellules lymphatiques rondes siégeant dans le tissu conjonctif.

La couche conjonctive, qui siège entre les culs-de-sac glandulaires et la tunique musculaire de la muqueuse, est manifestement épaissie et enflammée. On peut s'assurer de cet épaississement même à la simple vue, car il paraît comme une zone linéaire blanchâtre, sur la coupe des pièces durcies.

Toute cette couche conjonctive sous-glandulaire a l'aspect d'un tissu embryonnaire : les fibres du tissu conjonctif sont à peine visibles, car elles disparaissent sous l'accumulation d'un nombre considérable de petites cellules rondes interposées entre elles. Ces cellules forment aussi une couronne pressée et épaisse autour de tous les vaisseaux, et en particulier des petites veines. Ces dernières sont dilatées, très élargies et remplies de sang. Le tissu ainsi infiltré de cellules lymphatiques est plus ou moins épais par places. Il montre la même altération entre les culs-de-sac des glandes et entre ces dernières, qu'il sépare dans leur partie profonde.

Les cellules contenues dans les culs-de-sac et les conduits glandulaires sont presque toutes de petites cellules cubiques. Il y a très rarement de grosses cellules granuleuses ou à pepsine.

La gastrite, caractérisée dans ce fait par une infiltration du tissu conjonctif de la couche glandulaire de l'estomac, à sa surface et surtout dans sa partie profonde, par des cellules lymphatiques, est ici extrêmement évidente et d'une grande intensité. Il n'y avait cependant ni ulcération superficielle, ni atrophie des glandes, ni dégénérescence graisseuse de leur épithélium.

Observation VIII. — *Fièvre typhoïde grave, avec rechute ; vomissements, douleur à l'épigastre et sur le trajet des pneumogastriques. — Mort subite au début de la convalescence.* (Nous devons cette observation, ainsi que la suivante, à l'obligeance de notre collègue et ami M. Juhel Rénoy.)

Rachel M..., âgée de dix-neuf ans, entre le 14 mai 1881 dans le service de M. Fernet, à Lariboisière.

Cette jeune fille est malade depuis le commencement du mois; d'abord faible et courbaturée, avec inappétence et lourdeur de tête, elle a bientôt été obligée de garder le lit, qu'elle n'a pas quitté depuis huit jours.

Actuellement, elle se plaint surtout d'insomnie persistante, de rêves et de cauchemars ; elle a de la céphalalgie, de la diarrhée, mais pas de vomissements.

Peu de stupeur, l'œil reste vif et la physionomie intelligente : mais on constate des taches rosées assez nombreuses, du gargouillement et de la douleur dans la fosse iliaque droite. Congestion pulmonaire modérée.

La température, partie de 40 degrés le soir de son entrée, descend rapidement au dessous de 39 degrés, et suit une allure irrégulière.

L'état général est assez bon, l'impulsion cardiaque reste énergique.

Le 24 mai, la maladie, au lieu de décroître régulièrement, se complique de vomissements alimentaires d'abord, puis bilieux. La malade vomit tout ce qu'elle prend, même le bouillon et le lait; la région épigastrique est douloureuse à la pression. La température oscille entre 39 et 40 degrés, les lèvres et la langue sont sèches, fuligineuses ; surdité notable.

Les vomissements paraissent être particulièrement provoqués par l'ingestion de bouillon.

Le 29, même état ; nouvelle éruption de taches rosées, avec une recrudescence des symptômes paraissant tenir à une rechute.

Les vomissements, répétés et abondants les premiers jours, diminuent ensuite et ne se produisent qu'après avoir bu du bouillon.

Le 5 juin, on explore l'épigastre et les deux pneumogastriques, et l'on y constate par la pression une douleur manifeste, assez vive pour arracher des plaintes à la malade, tandis que les autres régions de l'abdomen et les phréniques restent indolores. — Les vomissements sont devenus plus rares. Grandes oscillations de la température.

Le 8, amélioration notable depuis la veille ; la malade se sent très bien et demande à manger ; cependant elle a encore eu pendant la nuit du subdélirium comme les nuits précédentes. Le creux épigastrique et les pneumogastriques cervicaux paraissent moins douloureux à la pression. Les vomissements ont cessé.

Le 9, l'amélioration se maintient, et l'appétit devient impérieux ; reprise graduelle de l'alimentation.

Le 10, dans la matinée, on fait le lit de la malade, et on la met pendant ce temps sur un lit voisin ; on la replace ensuite, et quelques instants après, elle meurt subitement, sans que personne, ni même ses voisins, s'en soit aperçu.

La malade étant israélite, l'autopsie n'a pu être pratiquée.

Observation IX. — *Fièvre typhoïde ataxo-adynamique. — Vomissements répétés. — Douleur à l'épigastre et sur le trajet des deux pneumogastriques. — Mort.*

Adèle B..., âgée de quinze ans, entrée le 28 mai 1881 dans le service de M. le Dr Fernet.

Cette jeune fille habite Paris depuis dix-huit mois et s'est toujours bien porté jusqu'à présent. Depuis six jours seulement, elle a été prise d'une céphalalgie intense, avec insomnie, vertige, courbature générale. — L'inappétence est absolue, la toux fréquente; pas d'épistaxis ni de vomissements.

Actuellement, adynamie et stupeur des plus prononcées, céphalalgie, demi-délire nocturne; langue blanche et collante; ventre ballonné, avec douleur à la pression et gargouillement dans la fosse iliaque droite; diarrhée peu abondante; forte congestion pulmonaire; urines troubles et albumineuses; faiblesse des battements du cœur.

Le 30 mai, délire bruyant pendant la nuit; tremblements musculaires. Quatre à cinq taches sur le ventre et les lombes.

Les 31 mai, 1er et 2 juin, aggravation de tous les symptômes précédents; en outre, vomissements bilieux répétés, survenant plusieurs fois par jour, quand on veut faire prendre à la malade du bouillon, du lait, ou un liquide quelconque. La pression est très nettement douloureuse au niveau du triangle épigastrique, et, au cou, sur le trajet des deux pneumogastriques; la douleur en ces différents points est beaucoup plus prononcée que dans la fosse iliaque droite, et assez forte pour tirer la malade de son affaissement et lui arracher une plainte bruyante.

Le 3, même état, pas de vomissements.

Le 4, le délire est continu, la congestion pulmonaire et l'albuminurie de plus en plus intenses, les bruits du cœur très affaiblis; même douleur iléo-cæcale, et surtout épigastrique et pneumogastrique.

Le 5, coma; pouls petit et précipité à 180 degrés. Mort le soir, au quatorzième jour de sa fièvre typhoïde.

Pendant toute la durée de la maladie, température oscillant entre 39 degrés le matin et 40 degrés le soir.

Autopsie. — Éruption abondante d'ulcérations folliculeuses dans le cæcum et son appendice; dans le dernier mètre de l'intestin grêle, tuméfaction dure des plaques de Peyer, avec rougeur vive à la périphérie et commencement d'ulcération sur quelques-unes; gonflement violacé des ganglions mésentériques.

Estomac de faible capacité; la muqueuse est grisâtre, mamelonnée dans sa portion pylorique, semée çà et là de petites plaques congestives d'un rouge vif.

Rate volumineuse et diffluente; congestion et flaccidité du foie et des reins.

Congestion intense des deux poumons.

Observation X (personnelle). — *Fièvre typhoïde grave, avec douleur à l'épigastre, vomissements, hémorrhagies intestinales. — Élévation persistante de la température épigastrique.*

Julie P..., âgée de vingt ans, entre le 18 décembre 1881 à l'hôpital de la Charité, au n° 5 de la salle Sainte-Madeleine.

C'est une forte et robuste jeune fille, qui depuis quatorze mois seulement est venue servir à Paris comme domestique. Elle n'a fait aucune maladie antérieure.

Vers le 10 décembre, début de l'affection actuelle, par des maux de tête persistants, de la rachialgie, une perte complète des forces et de l'appétit.

Le 14, la faiblesse est encore plus prononcée, des épistaxis et des vomissements muqueux se montrent à plusieurs reprises, la malade est obligée de prendre le lit. Pas de diarrhée.

Le 18, on constate tout l'appareil symptomatique d'une fièvre typhoïde de moyenne intensité. État d'inertie et de stupeur, céphalée, insomnie, urines albumineuses, peu de bronchite; diarrhée établie depuis que la malade a pris une purgation; ventre un peu ballonné, mais indolent. Quelques taches rosées.

empérature axillaire oscillant entre 39 degrés le matin et 40 degrés le soir.

Traitement : limonade vineuse, bouillon, lait, potion alcoolisée.

Du 23 au 26, la fièvre est moins intense, et oscille entre 38 degrés le matin et 39 degrés le soir, mais la prostration est notablement accrue; en outre, l'épigastre est devenu douloureux, et des vomissements répétés se montrent plusieurs fois par jour, les uns spontanés et muqueux, les autres succédant à l'ingestion des boissons. — La sensibilité des pneumogastriques cervicaux n'a pas été explorée.

En présence de cet ensemble symptomatique, M. le professeur Peter, qui prend la direction du service, considère comme imminente la production d'hémorrhagies intestinales.

C'est en effet ce qui arrive, et le 27, au treizième jour de la dothiénentérie, des hémorrhagies intestinales très abondantes se montrent et se répètent à plusieurs reprises, pendant les trois jours qui suivent. La température tombe à 37 degrés; la faiblesse est extrême, le pouls petit et précipité; décoloration complète de la face.

Traitement : cataplasmes glacés en permanence sur le ventre, injections alternantes d'éther et d'ergotine, potion cordiale alcoolisée.

Du 1er au 4 janvier, la fièvre remonte entre 39 et 40 degrés; plus de vomissements ni d'hémorrhagies intestinales; toujours peu de déterminations cérébrales et pulmonaires; même pâleur, et tension si faible dans le système artériel, qu'au niveau des troncs réunis de l'aorte et de l'artère pulmonaire, la percussion ne donne une matité transversale que de 2 centimètres.

Du 4 au 12 janvier, la fièvre descend graduellement et oscille entre 38 et 39 degrés, mais l'amélioration de l'état général se fait lentement; persistance de l'anorexie et même du dégoût pour les aliments, on est obligé de forcer la malade pour lui faire prendre un peu de bouillon; sensibilité légèrement douloureuse à la pression de l'épigastre.

A partir du 13, la température axillaire redevient normale le matin, et n'atteint pas 38 degrés; le soir elle s'élève à 38°,5 en moyenne. — Comparée à la température locale de l'épigastre, elle donne les résultats suivants :

Le 11, mat., tempér. axill.,	37°,8 ; tempér. épig.,	38°,3
13, soir	39°	39°,1
15, mat	37°,3	37,°6
17, id	37°,6	38°,5
18, id	38°	38°,6
19, id	37°,3	36°,4
21, id	37°,4	37°,8
23, id	37°,4	37°,8
25, id	38°	38°,2
26, id	37°,4	37°,7
27, id	37°,9	38°,5
28, id	37°	37°,5

A ce moment, et pour la première fois, l'appétit se réveille et devient assez vif. La malade, qui depuis dix jours déjà était apyrétique, demande à manger, et prend avec le plus grand plaisir du bouillon, des œufs et un peu de jus de viande. Il n'existe plus, du reste, ni diarrhée, ni bronchite; les joues sont moins pâles, la matité sternale des gros vaisseaux est de 2 centimètres 6 millimètres. — Cependant la température locale de l'épigastre reste encore élevée :

Le 29, mat., tempér. axill.,	37°,5; tempér. épig.,	37°,8
30, id	37°	37°,4
1er février, mat	37°,7	37°,5
2, id	37°	36°,2
4, id	37°,1	36°,8
5, id	37°	36°,4
7, id	37°,2	36°,6

On peut actuellement considérer la malade comme en pleine convalescence; les forces commencent à revenir, l'appétit est excellent, les digestions régulières. La température axillaire est redevenue absolument normale le matin et le soir, seule la température épigastrique reste encore légèrement élevée, mais à un degré bien moindre que dans la première période de la convalescence.

Observation XI (personnelle). — *Fièvre typhoïde légère; douleur épigastrique spontanée et provoquée par la pression. — Guérison.*

Victor P..., âgé de vingt-huit ans, est un garçon robuste, peu alcoolique et qui habite Paris depuis deux ans.

Depuis le 25 mars 1881 environ, il se sent moins bien portant, moins vigoureux. Il éprouve une céphalée d'abord passagère, puis presque continue, accompagnée de vertiges et d'insomnie; puis surviennent de l'anorexie, de la diarrhée, des douleurs au creux de l'estomac, se produisant soit spontanément, soit après l'ingestion des aliments, ou dans les mouvements de flexion en avant; la douleur est assez vive « pour couper en deux » le malade, suivant son expression. Pas d'épistaxis ni de vomissement.

A son entrée à l'hôpital le 11 mai, Victor P... est au dixième jour de la maladie confirmée. Il est abattu, un peu inerte et indifférent, sans adynamie proprement dite.

La langue est étalée, rouge sur les bords, chargée au centre d'un épais enduit blanchâtre; le ventre est un peu ballonné, et présente, ainsi que le dos et les reins, un certain nombre de taches rosées très nettes.

Dans la fosse iliaque droite, la pression donne du gargouillement, mais ne réveille aucune douleur. La région splénique est également indolente, et la rate ne paraît pas tuméfiée.

A l'épigastre, au contraire, et exactement dans la région occupée par l'estomac, la pression ou les mouvements de flexion en avant provoquent une douleur profonde, sourde et légèrement angoissante.

Les deux pneumogastriques, à la partie inférieure du cou, sont un peu douloureux.

La diarrhée est assez abondante : trois à quatre selles par jour.

Peu de congestion pulmonaire ; urines riches en indican, faiblement albumineuses.

Traitement : quatre lotions froides par jour, potion cordiale, avec alcool, 40 grammes ; limonade vineuse, lait.

Le 13, la langue est moins chargée, l'état général très bon ; l'épigastre reste également douloureux.

Le 16, la fièvre, qui jusqu'alors avait oscillé entre 38°,5 et 39°,5, disparaît ; l'appétit, le sommeil, la gaieté reviennent, le malade se sent en pleine convalescence, et la pression à l'épigastre et sur les pneumogastriques ne réveille plus qu'une sensibilité très obscure et à peine douloureuse.

Le 18, disparition de la diarrhée ; épigastre tout à fait indolent. Convalescence rapide et ininterrompue.

OBSERVATION XII (personnelle) — *Fièvre typhoïde légère ; douleur à l'épigastre et sur le trajet des deux pneumogastriques.*

Angélina P..., âgée de dix-neuf ans, habite Paris depuis trois ans, et, jusqu'à présent, s'est toujours bien portée.

Depuis trois semaines, elle éprouve un malaise général, avec céphalée, bourdonnement d'oreilles, inappétence. Pas d'épistaxis ni de vomissements.

Depuis six jours, ces différents symptômes se sont aggravés ; la malade est obligée de garder le lit, puis, le 1er juin, entre à l'hôpital Lariboisière, dans le service de M. le professeur Jaccoud.

Actuellement elle présente tous les signes d'une fièvre continue, légèrement adynamique.

La langue est sèche et saburrale au centre, rouge à la pointe et sur les bords. Le ventre est naturel, sans météorisme, indolent dans les fosses iliaques, et présente, ainsi que le tronc, quelques taches rosées. L'épigastre est légèrement ballonné, et la pression y réveille au-dessous de l'appendice typhoïde une douleur assez vive, gravative, sans irradiation dans le dos ni dans les hypochondres.

Au-dessus de la fourchette sternale, derrière le faisceau interne du sterno-mastoïdien, les deux pneumogastriques sont douloureux à la pression, surtout celui du côté droit.

Pas de diarrhée. Peu de congestion pulmonaire. Pas d'albumine.

Les 3, 4, délire pendant la nuit; inertie et légère stupeur pendant le jour. Toujours pas de diarrhée. Même état local.

Le 6, l'adynamie est plus prononcée; la température continue d'osciller entre 39 degrés le matin, et 40 degrés le soir. Nausées, pas de vomissements.

Les 7, 8, congestion violacée de la face ; demi-délire, plaintes continuelles, céphalée intense. La malade continue à accuser une douleur très nette dès qu'on presse sur l'épigastre ou les pneumogastriques, surtout le droit. Persistance des nausées. Diarrhée.

Les 9, 10, amélioration notable; température oscillant entre 39 degrés le soir et 38 degrés le matin. Disparition du délire, de la céphalée, de la stupeur. L'épigastre reste seul légèrement douloureux.

Le 12, la malade a vomi sa potion de Todd.

Les 14, 15, apyrexie, retour de l'appétit et du sommeil. Disparition de la diarrhée et de la douleur épigastrique au vingtième jour.

Convalescence normale et ininterrompue.

Observation XIII (personnelle). — *Fièvre typhoïde légèrement adynamique. — Douleur à l'épigastre et sur les pneumogastriques ; nausées, vomissements.*

Joseph M..., âgé de vingt-quatre ans, entre le 20 juin 1881 au n° 9 de la salle Saint-Jérôme.

Cet homme habite Paris depuis cinq mois. Depuis le 10 juin il a été pris de malaise, de céphalée, de courbature générale, de fièvre, et au bout de quatre jours il a dû garder le lit.

Actuellement, il présente tous les signes d'une fièvre continue de moyenne intensité : céphalalgie, insomnie persistante, affaiblissement intellectuel et physique.

La langue est collante, blanche au centre, rouge sur les bords et à la pointe. Le ventre est peu ballonné, la région iléocæcale est indolente, mais fait sentir un léger gargouillement. Augmentation notable de la matité splénique.

L'épigastre est douloureux, soit spontanément, soit à la pression ; pneumogastriques indolents ; pas de nausées ni de vomissements. Pas de diarrhée, plutôt de la constipation.

Peu de congestion pulmonaire.

Traitement : lait, limonade vineuse, lotions vinaigrées, potion cordiale avec alcool, 40 grammes.

Le 22 juin, quelques taches rosées sur le dos et l'abdomen ;

diarrhée modérée ; épigastre toujours aussi douloureux, mais, de plus, douleur à la pression, sur les pneumogastriques cervicaux, égale des deux côtés. Un peu de sensibilité sous-splénique.

Les 23, 24, même état, prostration plus prononcée; diarrhée.

Les 26, 27, la douleur de l'épigastre et des pneumogastriques est plus superficielle, plus aiguë que les jours précédents; en outre, un à deux vomissements bilieux peu abondants, dans la journée; nausées après l'ingestion des boissons, soif intense.

La température, qui jusqu'alors avait oscillé entre 39 et 40 degrés, commence à s'abaisser.

Le 29, les vomissements ne sont plus reproduits, mais les nausées et les phénomènes douloureux persistent. Quatre à cinq selles diarrhéiques par jour; chute graduelle de la fièvre, amélioration notable des phénomènes généraux et locaux.

Le 3 juillet, apyrexie, indolence des pneumogastriques, sensibilité obtuse de l'épigastre, persistance de l'anorexie.

Le 6, disparition complète de la douleur épigastrique, retour de l'appétit, début franc de la convalescence.

Observation XIV (personnelle). — *Fièvre typhoïde avec angine initiale. — Accidents gastriques graves pendant la convalescence, avec élévation de la température épigastrique et abaissement de la température axillaire. — Guérison.*

Claude P..., âgé de vingt-huit ans, voyageur de commerce, entre le 4 février 1882 à l'hôpital de la Charité, dans le service de M. le professeur Peter, au n° 16 de la salle Saint-Jean de Dieu.

Ce malade ne présente d'autre antécédent pathologique qu'une syphilis contractée il y a six ans. Mais, de par sa profession, il mène une vie irrégulière et fatigante, toujours en voyage, vivant à l'hôtel, et obligé à des libations aussi nombreuses qu'abondantes.

Il y a dix jours, il s'est senti pris de malaise, de frissons, de mal de gorge, puis de vertiges, de céphalées et d'insomnies. Il a d'abord essayé de continuer ses occupations, mais s'est vu forcé, depuis trois jours, de garder le lit.

État actuel : Claude P... a pu venir à pied à l'hôpital ; il ne présente aucun trouble cérébral, ni hébétude, ni céphalée, ni tremblement des lèvres ou incertitude de la parole.

Il se plaint seulement d'éprouver de vives douleurs de gorge, surtout dans les efforts de déglutition ; rougeur diffuse, légère tuméfaction œdémateuse de la luette, des piliers, et des amygdales ; salivation abondante.

Mais à côté de ces phénomènes angineux, sur lesquels seuls le malade attire l'attention, un examen plus attentif permet de reconnaître tout un ensemble de signes caractéristiques d'une dothiénentérie arrivée à son dixième jour environ : langue collante et rouge sur ses bords, ventre partout indolent mais présentant de nombreuses taches rosées, bronchite disséminée des deux bases, urines faiblement albumineuses. — Constipation, anorexie absolue. — Épistaxis répétées.

Traitement : limonade vineuse, potion cordiale ; un verre d'eau de Sedlitz tous les deux jours ; irrigations tièdes pharyngées.

La dothiénentérie suit une marche régulière ; du 4 au 14 février, vingtième jour de la maladie, la température oscille autour de 39 degrés, pour descendre ensuite jusqu'à 37 degrés le 17 février. La gorge cesse d'être douloureuse, et la convalescence semble commencer.

Mais le 20, sans cause appréciable, sans écart de régime ni reprise imprudente ou trop rapide de l'alimentation, le malade est pris de frissons, de coliques intestinales, de vomissements, d'algidité; la température est de 38°,6 le matin, de 39°,4 le soir. — Prescription : thé au rhum, sulfate de quinine, 1 gramme.

Le lendemain, amélioration notable; mais le 22, retour et aggravation des accidents ; douleur épigastrique spontanée et provoquée par la pression, alors que le reste du ventre reste souple et indolent; vomissements bilieux répétés, intolérance gastrique absolue. Pouls régulier à 90 degrés. Algidité périphérique; mais pendant que dans l'aisselle le thermomètre ne peut s'élever au-dessus de 36 degrés le matin, il marque 36°,6 à l'épigastre. — Temp., soir, 37 degrés. — Glace, lait et bouillon glacés.

Le 23, même état nauséeux et cinq à six vomissements bilieux; affaiblissement et prostration presque cholériforme du malade; pas de diarrhée. — Temp. axill., 36 degrés; temp. épig., 36°,3; temp., soir, 37 degrés. — On essaye de diminuer les boissons autant que possible, et de faire prendre au malade un œuf précédé de trois gouttes de laudanum.

Le 24, temp. axill., 36 degrés; temp. épig., 36°,2. — L'estomac est toujours aussi intolérant, aussi ballonné et douloureux à la pression. Dégoût absolu pour toute espèce d'aliments. — Glace *intus et extra*, vessie de glace en permanence au creux épigastrique.

Le 25, amélioration très notable, à peine deux vomissements peu abondants; le malade a pu garder un peu de bouillon, et un peu de bière qu'il avait réclamée avec insistance.

Le 26, un seul vomissement; l'amélioration continue, bien que la température axillaire reste très basse et oscille entre 36 degrés le matin, et 36°,6 le soir.

Les 27, 28, l'intolérance stomacale diminue de jour en jour, et les vomissements se reproduisent une ou deux fois chaque jour, mais assez peu abondants pour ne plus guère entraver l'alimentation du malade. Les forces reviennent, l'appétit est meilleur, le ventre est partout souple et indolent. On supprime les applications extérieures de glace.

Le 2 mars, la température axillaire est remontée à 37 degrés le matin, et, en même temps, la température épigastrique est revenue à la normale, c'est-à-dire à 35°,5. — L'amélioration est chaque jour plus manifeste.

Le 3, temp. axill., 37 degrés; temp. épig., 35°,2.

Le 4, temp. axill., 36°,8; temp. épig., 35°,4. — Le malade va tout à fait bien; il prend avec appétit et garde du bouillon, du potage, un œuf, un peu de poulet, etc.

La convalescence se continue et s'achève sans nouvelle complication.

Il est à remarquer que dans l'observation précédente, de même que dans l'observation X, le développement des accidents gastriques a coïncidé avec des modifications très nettes de la température générale et locale. Dans les deux cas, les vomissements dus à l'intolérance stomacale se sont accompagnés d'algidité, d'état presque cholériforme, de chute de la température axillaire, jusqu'à 36 degrés, et cela pendant plusieurs jours de suite.

En même temps, et par contraste, la température épigastrique s'élevait dans un cas à 36°,6, dans l'autre cas jusqu'à 38°,4. Ce rapport anormal et comme interverti des deux foyers thermiques s'est maintenu aussi longtemps qu'ont duré les accidents; puis, alors que ceux-ci disparaissent, tout est rentré dans l'ordre, et la température axillaire est remontée à 37 degrés, pendant que la température de l'épigastre redescendait à son taux physiologique.

Observation XV (résumée). — *Fièvre typhoïde, gastrite secondaire. — Vomissements incoercibles. — Mort.* (Valleix, *Union médicale*, 7 juin 1853.)

Entrée à l'hôpital le 17 janvier, au onzième jour de la maladie. Forme adynamique moyenne, avec diarrhée très abondante; marche régulière jusqu'au 5 février. A partir de ce jour, les symptômes s'aggravent; le 11 février, nausées, douleur très vive réveillée par la pression épigastrique. Du 12 au 16, prostration extrême, douleur épigastrique, vomissements bilieux. Mort le 16 février, au cinquantième jour de la maladie; les vomissements ont persisté jusqu'à la fin, malgré tous les remèdes.

A l'autopsie, rougeur intense de la muqueuse stomacale, avec épaissisement et ramollissement dans une grande partie de son étendue.

Observation XVI (résumée). — (Séailles Ransan.)
Thèse de Paris, 1877.

Femme de dix-huit ans, atteinte de fièvre typhoïde bien caractérisée, légèrement adynamique. Épigastre douloureux le septième jour. Du huitième au quinzième jour, vomissements bilieux violents et répétés plusieurs fois dans la journée, avec nausées et diarrhée abondante; douleur épigastrique très vive.

Dès le seizième jour, disparition des vomissements, puis de l'épigastralgie; commencement de la convalescence.

PLANCHES

PLANCHE I

Fig. 1 (50 diam.). — *Coupe d'une ulcération de l'estomac* (obs. I).

1. Sur toute la portion excavée qui correspond à la perte de substance, les glandes sont, dans presque toute leur hauteur, transformées en une substance vitreuse, homogène et colorant en jaune par le picrocarmin.

2. Transformation cubique de l'épithélium des culs-de-sac glandulaires.

3. Sur les limites de l'ulcération, les glandes sont hypertrophiées, et séparées par de nombreuses cellules rondes.

4. Toute la région sous-glandulaire est notablement épaissie et infiltrée de cellules embryonnaires.

5. Épaississement de la tunique sous-muqueuse, semis de cellules embryonnaires autour des vaisseaux et dans les espaces conjonctifs.

Fig. 2 (50 diam.).

1. Infiltration en nappe de cellules embryonnaires occupant toute la région sous-glandulaire de la muqueuse

2. Même lésion du sommet des papilles stomacales.

3. Petits vaisseaux entourés d'une couronne de cellules rondes.

4. Travées embryonnaires séparant irrégulièrement les glandes, et réunissant la zone inflammatoire superficielle à la zone profonde.

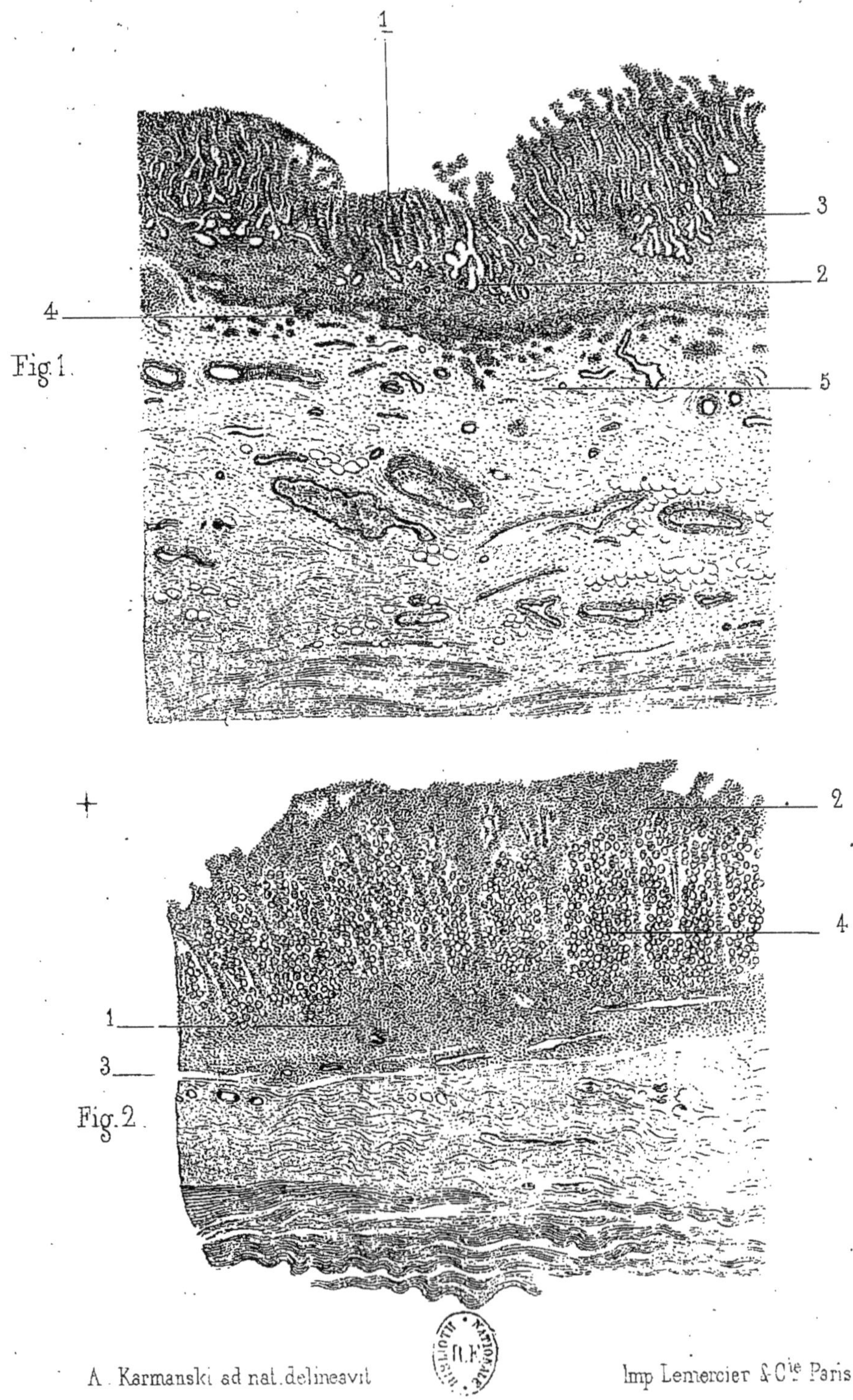

A. Karmanski ad nat. delineavit

Imp. Lemercier & Cie Paris

PL. II

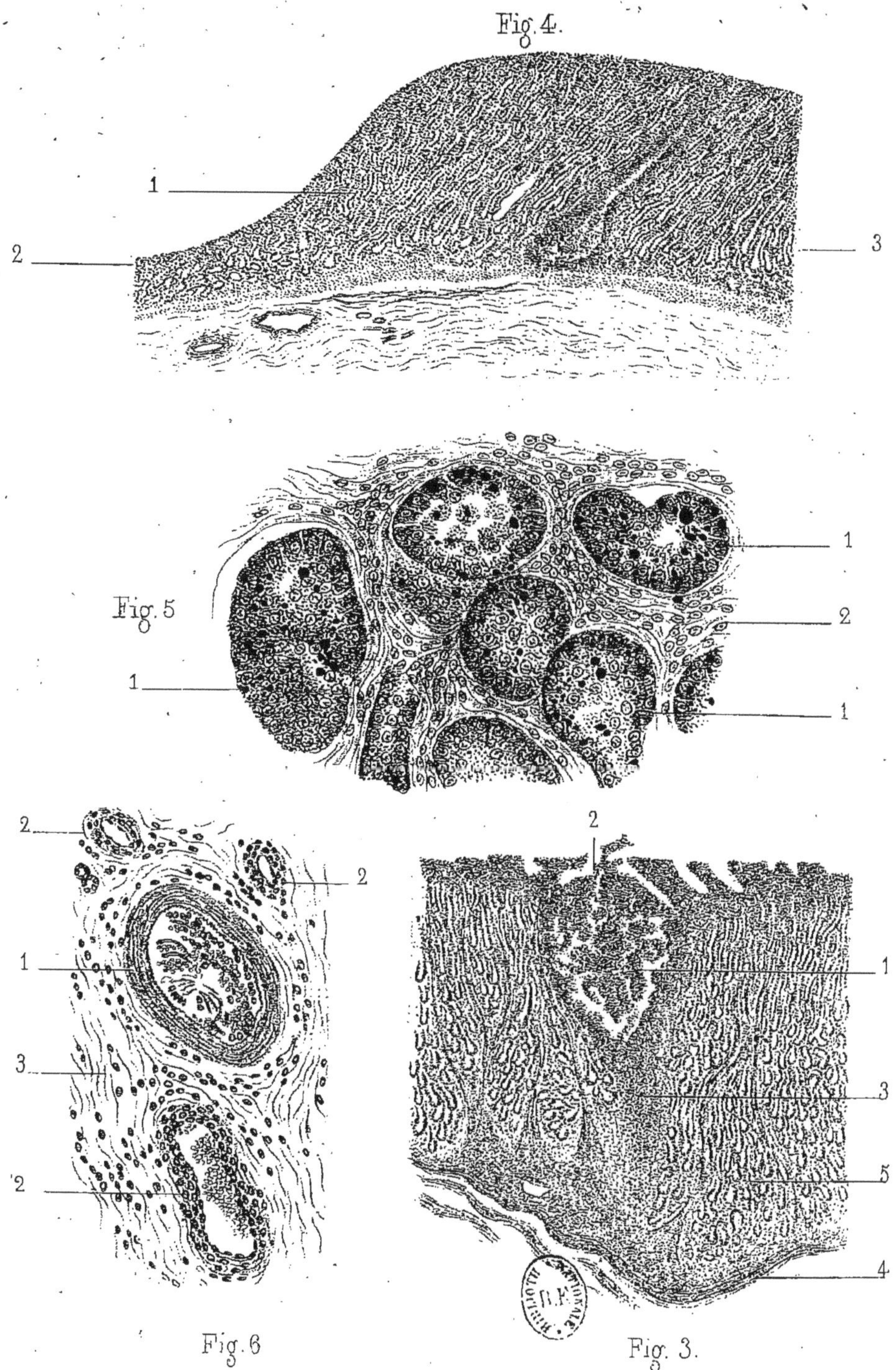

A Karmanski ad. nat. délinéavit

Imp. Lemercier & Cie Paris

PLANCHE II

Fig. 3 (50 diam.).

1. Petit abcès miliaire occupant en ce point la moitié interne de l'épaisseur de la muqueuse stomacale.

2. Ouverture de l'abcès dans la cavité de l'estomac.

3. Traînée de cellules embryonnaires, qui se prolonge en s'effilant jusque dans les couches profondes de la muqueuse.

4. Tunique musculeuse de la muqueuse.

5. Culs-de-sac glandulaires tapissés par de petites cellules cubiques.

Fig. 4 (40 diam.). — *Coupe d'une ulcération stomacale* (obs. III).

1. Bords de l'ulcération ; hypertrophie des glandes gastriques, infiltration embryonnaire dans la profondeur de la muqueuse.

2. Portion ulcérée de la muqueuse ; destruction presque complète des glandes.

3. Point lymphatique de la muqueuse, très augmenté de volume et se prolongeant en pointe presque jusqu'à la surface interne de l'estomac.

Fig. 5. — *Préparation à l'acide osmique* (150 diam.).

1. Culs-de-sac glandulaires dont l'épithélium est trouble, granuleux, semé de gouttelettes graisseuses colorées en noir.

2. Tissu conjonctif interglandulaire, semé de cellules rondes.

Fig. 6 (150 diam.).

1. Artère de la tunique sous-muqueuse ; sa cavité contient de nombreuses cellules endothéliales tuméfiées et desquamées.

2. Veines sous-muqueuses, à parois infiltrées de cellules embryonnaires.

3. Tissu conjonctif parsemé de cellules embryonnaires.

TABLE DES MATIÈRES

PARIS — IMPRIMERIE EMILE MARTINET, RUE MIGNON, 2

CHAUFFARD (P.-Em.). **La vie.** Études et problèmes de biologie générale, par P.-E. CHAUFFARD, professeur à la Faculté de médecine de Paris. 1878, gr. in-8, 525 pages. 7 fr. 50

— **De la fièvre traumatique et de l'infection purulente.** 1873, in-8, 229 pages. 3 fr. 50

— **Essai sur les doctrines médicales**, suivi de quelques considérations sur les fièvres, 1846, in-8. 1 fr.

COLIN (L.). **Traité des maladies épidémiques.** Origine, évolution, prophylaxie. 1879, in-8, XVIII-1032 pages. 16 fr.

— **De la fièvre typhoïde dans l'armée.** 1878, 1 vol. gr. in-8, 200 p. 4 fr.

CRUVEILHIER (J.). **Traité d'anatomie pathologique générale.** 1849-1864, 5 vol. in-8. 35 fr.

GRIESINGER. **Traité des maladies infectieuses.** Maladies des marais, fièvre jaune, maladies typhoïdes (fièvre pétéchiale ou typhus des armées, fièvre typhoïde, fièvre récurrente ou à rechutes, typhoïde bilieuse, peste), choléra. 1877, in-8, XXXII-724 pages. 10 fr.

LABOULBÈNE. **Nouveaux éléments d'anatomie pathologique** descriptive et histologique. 1879, 1 vol. in-8, 1080 pages, avec 298 fig., cart. 20 fr.

LAVERAN (A.) et TEISSIER. **Nouveaux éléments de pathologie et de clinique médicales.** 1881, 2 vol. petit in-8, 1392 pages, avec figures. 18 fr.

LEUDET. **Clinique médicale** de l'Hôtel-Dieu de Rouen. 1874, 1 vol. in-8, 650 pages. 8 fr.

LORAIN (P.). **Études de médecine clinique. De la Température du corps humain** et de ses variations dans les diverses maladies. Publication faite par BROUARDEL. 1877, 2 vol. gr. in-8, avec figures et portrait. 30 fr.

LOUIS (P.-Ch.). **Recherches anatomiques, pathologiques et thérapeutiques** sur les maladies connues sous les noms de **Fièvre typhoïde**, putride, adynamique, ataxique, bilieuse, muqueuse, entérite folliculeuse, gastro-entérite, dothiénentérite, etc. 1841, 2 vol. in-8. 13 fr.

NOTHNAGEL et ROSSBACH. **Nouveaux éléments de matière médicale et thérapeutique.** Exposé de l'action physiologique et thérapeutique des médicaments, avec une introduction par Ch. BOUCHARD, professeur de pathologie et de thérapeutique générales à la Faculté de médecine. 1880, 1 vol. in-8, XXXII-860 pages. 14 fr.

PETER (M.). **Traité clinique et pratique des maladies du cœur.** 1882, 1 vol. in-8, 800 pages, avec 3 planches col. et 150 fig.

RACLE. **Traité de diagnostic médical.** Guide clinique pour l'étude des signes caractéristiques des maladies, contenant un Précis des procédés physiques et chimiques d'exploration clinique. Sixième édition, par Ch. FERNET et I. STRAUS. 1878, in-18 jésus, XII-860 pages, avec 99 figures, cart. 8 fr.

TROUSSEAU. **Clinique médicale de l'Hôtel-Dieu de Paris.** Sixième édi-1882, 3 vol. in-8, avec un portrait de l'auteur. 32 fr.

PARIS. — IMPRIMERIE ÉMILE MARTINET, RUE MIGNON, 2.

www.ingramcontent.com/pod-product-compliance
Ingram Content Group UK Ltd.
Pitfield, Milton Keynes, MK11 3LW, UK
UKHW020321250726
13967UKWH00004B/1791